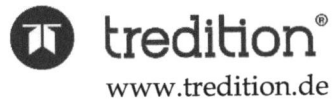

www.tredition.de

AF199439

Amy Taylor

kurz und scharf

Erotische Kurzgeschichten

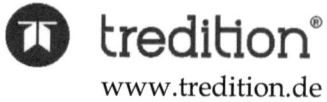
www.tredition.de

Verlag und Druck: tredition GmbH, Hamburg

ISBN
Paperback: 978-3-7469-4013-7
e-Book: 978-3-7469-4014-4

Titelbild: Efes Kitap (Pixabay.com)

Der Mann im Trenchcoat 7

Rache 21

Abenteuerlust 31

Blaue Versuchung 40

Erinnerungen 47

Es gibt immer ein erstes Mal 53

Gehorsam 60

Gruppentanz 67

Heimlicher Zuhörer 74

Liebeswochenende 81

Morgenstunde 88

Mutter und Tochter 95

Nachts im Zug 103

Natursekt 109

Paul und der Neue 116

Seitensprung 122

Zu dritt – Teil 1 129

Zu dritt – Teil 2 136

Der Mann im Trenchcoat

Mit klopfendem Herzen blieb sie vor dem Schaufenster stehen. Es war regnerisch und kalt. Ihren Schirm hatte sie zu Hause vergessen, aber wenigstens schützte der Trenchcoat vor Kälte und Nässe. Ihre Frisur hatte allerdings unter der Feuchtigkeit schon sehr gelitten, seit sie vor einer halben Stunde das Haus verlassen hatte.

Sie hatte mit ihrem Mann einen Streit gehabt. Wie immer ging es um Banalitäten. Der Alltag nagte schon eine ganze Weile an ihrer Liebesbeziehung. Simone und Klaus waren erst seit sechs Jahren verheiratet. Früher hatten sie sich oft darüber lustig gemacht, wenn Freunde und Bekannte über das berühmte „verflixte siebte Jahr" gesprochen haben. Jetzt waren sie selbst mitten drin und spürten am eigenen Leib, wie sehr Routine und der ganz normale Wahnsinn an einer Beziehung kratzen können. Sie stritten sich in letzter Zeit immer häufiger, hatten immer weniger

Zeit für Romantik und Zweisamkeit und ganz ehrlich, besonders Simone war froh, wenn sie ihre spärliche Freizeit auch mal alleine verbringen konnte. Sie brauchte vor allem Ruhe und gerade das verstand Klaus nicht. Er stellte sich auf den Standpunkt, dass sie als Paar jede freie Minute gemeinsam verbringen sollten. Darüber hatten sie auch vorhin gestritten, und zwar so sehr, dass Simone ihre Tasche und ihren Mantel schnappte, in ihre Schuhe schlüpfte und das Haus verließ. Erst als sie draußen auf der Straße stand, bemerkte sie das leichte Nieseln. Aber wieder zurück in die Wohnung und den Schirm holen, und damit Klaus wieder zu begegnen, das wollte sie auf keinen Fall.

Als sie eine halbe Stunde lang ziemlich planlos durch die Gegend gelaufen war, fühlte sie sich wieder besser. Ihre Aufregung hatte sich gelegt und sie beschloss, wieder nach Hause zurück zu gehen. Sie ging fest davon aus, dass Klaus da war. Bestimmt ist er nicht, wie sie, kopflos davongerannt. Sie kannte ihn in dieser Hinsicht und sie schätzte seine Besonnenheit, die ihnen schon aus mancher Krise herausgeholfen hat.

Gerade, als sie umdrehen wollte, erblickte sie in einem Schaufenster die Handtasche, die kleine, elegante Abendhandtasche, die sie schon lange haben wollte. Allerdings nicht in ihrer bevorzugten Farbe Schwarz, sondern Dunkelblau. Dafür aber um 30% reduziert. Jeder, der weiß, wieviel Designerhandtaschen kosten, kann sich denken, wie interessant dieses Angebot war. Während sie in Gedanken nachrechnete, ob sie sich dieses Angebot wohl diesen Monat noch leisten würden könnte, oder ob sie besser mit der Kreditkarte zahlen sollte, die sie zum Glück in ihrer Handtasche hatte, spürte sie nasse Kälte ihre Beine hochsteigen. Sie hatte vorhin keine Strümpfe angezogen, so schnell wollte sie raus aus der Wohnung. Sie trug unter dem Mantel einen kniekurzen, schwarzen Rock, darüber eine rote, eng anliegende Bluse und darunter ihren schwarzen Slip. Ihre Brüste waren in einem ebenfalls schwarzen, spitzenbesetzten BH gepackt. Auf schöne Unterwäsche legte Simone immer Wert, auch im Alltag. Aber dass sie jetzt mit nackten Beinen und barfuß in ihren Pumps diesem ungemütlichen Wetter ausgesetzt war, passte ihr ganz und gar nicht. Auch wenn das Taschenangebot sie so sehr lockte, dass sie drauf und dran war, in das Geschäft zu gehen und sie zu kaufen, entschloss sie sich, nach Hause zu gehen und die Sache noch einmal zu überdenken.

Gerade, als sie sich umdrehen wollte, erblickte sie in der spiegelnden Schaufensterfläche einen Mann, der regungslos hinter ihr stand. Simone bewegte sich erst einmal nicht und überlegte, wie lange der Typ wohl schon da gestanden hatte. Jetzt erst spürte sie, dass er ihr ziemlich nahe gekommen war. Er berührte sie zwar nicht, aber wenn sie das Spiegelbild richtig deutete, waren zwischen ihm und ihr maximal dreißig Zentimeter. Sie hatte ihn nicht kommen hören, was wohl dem lauten Prasseln des wieder einsetzenden Regens geschuldet war.

Was mache ich jetzt, dachte Simone, während sie wie erstarrt stehenblieb. Nach hinten hätte sie sowieso nicht ausweichen können, denn der Mann stand immer noch ohne jede Bewegung direkt hinter ihr. Zwei oder drei Schritte nach rechts oder links hätten ihr mehr Raum verschafft, aber irgendetwas verleitete sie, in der Situation zu bleiben. Sie wagte es, das Spiegelbild des Mannes näher zu betrachten. Er war ein Stück größer als sie und seiner Statur nach zu urteilen, war er kräftig, aber nicht dick. Stark ... das war das

Wort, das Simone als erstes einfiel. Das gefiel ihr. Wie sie, trug auch er einen Trenchcoat mit breitem Kragen, der im Nacken aufgestellt war. Zusammen mit dem Hut, den er trug, erinnerte sie die gesamte Aufmachung an ihren Lieblingsschauspieler Humphrey Bogart im Film Casablanca. Besorgt oder ängstlich war Simone nicht. Obwohl die Situation außergewöhnlich war, flößte sie ihr keine Angst ein. Vielmehr lag eine Mischung aus seltsamer Vertrautheit und kribbelnder Neugier in der Luft, von der sich Simone nur allzu gerne mitreißen ließ. Sie war eigentlich ein abenteuerlustiger Typ. Früher war sie für alles zu haben, ging jedes Risiko ein und sprühte ständig vor Ideen – auch in der Erotik. Diese Lebendigkeit war ihr in den letzten Jahren verloren gegangen. Aber in diesem Augenblick war alles wieder da. Simone wollte es wissen.

Was will der nur von mir? Sie versuchte, im Spiegelbild des Schaufensters das Gesicht des Mannes zu erkennen, der immer noch, bewegungslos wie sie, mit den Händen in den Manteltaschen, hinter ihr stand. Es war ihr nicht möglich, seine Gesichtszüge zu erkennen. Ungeniert starrte sie dorthin, wo unter der Hutkrempe eigentlich Augen, Nase, Mund und Kinn zu sehen sein müssten. Stattdessen erkannte sie – eine Maske!

Sie erschrak zu Tode und ihr erster Impuls war Flucht. Aber gerade in diesem Moment spürte sie seine rechte Hand an ihrem rechten Arm. Ganz leicht drückte die Hand ihren Oberarm und bedeutete ihr damit, stehenzubleiben.

„Was wollen Sie?!" Simone keuchte, war es Aufregung und Angst, die ihr den Atem nahmen? Oder war das Gefühl, das sich in ihrem Bauch breit machte, Erregung? Sie wunderte sich über sich selbst, dass sie in einer solchen Lage überhaupt so etwas wie sexuelle Erregung verspürte. Aber irgendetwas in ihrem Inneren sagte ihr, dass sie keine Angst zu haben brauchte.

Anstelle einer Antwort nahm der Fremde nun auch seine linke Hand zu Hilfe. Überraschend sanft dirigierte er sie nach rechts. Sie trippelte ein paar Schritte seitlich, in die Richtung, in die sie der Mann schob. Sie spürte seinen Arm, der sich nun um ihre Schultern legte und fand sich neben ihm wieder. Ohne seine Maske hätten zufällig vorbeikommende Passanten die beiden für ein verliebtes Paar halten können, das eng umschlugen einen Spaziergang im Regen machte. Aber da kamen keine Passanten. Niemand war zu sehen und auch im Taschengeschäft nahm keiner Notiz von dem, was sich draußen vor dem Schaufenster abspielte.

Simone wurde in die Toreinfahrt bugsiert, die nur eine Hausnummer weiter von der Straße über den Gehsteig hinein in den Hinterhof führte, wo sich Parkplätze und Mülleimer für die Bewohner dieses Hauses befanden. Die Toreinfahrt war dunkel. Selbst bei hellem Sonnenschein würde hier nur wenig Licht eindringen. Bei diesem Mistwetter blieb es in der Einfahrt noch dunkler. Erst recht in der kleinen Nische, die sich etwa in der Mitte der Durchfahrt auf der rechten Seite befand. Ganz früher war hier wohl einmal ein Tor gewesen, das den Hinterhof vor dem Zutritt durch Unbefugte schützen hätte sollen. Das Tor war längst weg, übrig blieb die Nische für die Verankerung, die ebenfalls nicht mehr da war. Diese Nische war das Ziel des Fremden.

Simone wehrte sich nicht, als sie mit dem Rücken an die Nischenwand gedrückt wurde. Sie hätte schreien können, nach ihm treten, sich ihm entwinden und davonlaufen können. Aber das Einzige, woran sie dachte, war ihre Handtasche, die sie auf der kurzen Strecke zwischen Schaufenster und dieser Nische hier offensichtlich verloren haben musste.

Der Mann sprach kein Wort. Stattdessen schob er eine Hand unter ihren Mantel und stieß auf den Widerstand, der ihr eng geschnittener Rock verursachte. Ärgerlich griff er fester zu. Mit geübtem Griff öffnete er den Knopf am Bund und mit dem nächsten Handgriff hatte er den Reißverschluss aufgezogen. Die andere Hand lag in Simones Nacken. Sie hätte sich lösen können, er hielt sie zwar fest, aber nicht so fest, dass sie sich nicht hätte befreien können. Aber sie war von dem, was da vor sich ging, dermaßen fasziniert, dass sie sich darauf einlassen wollte.

Wenn er mir weh tut, schreie ich, nahm sie sich vor, ohne zu wissen, ob sie noch hätte schreien können, wenn der Fremde es wirklich darauf angelegt hätte, ihr Gewalt anzutun.

Sie versuchte, ihm ins Gesicht zu schauen, beziehungsweise den Teil des Gesichts zu betrachten, den die Maske nicht verbarg. Es war eine Art Karnevalsmaske, die nur die Augen und einen Teil der Nase bedeckte. Grellgelb mit kleinen Schlitzen, dort wo sich dahinter die Augen befanden. Simone widerstand dem Impuls, ihm

den Hut und vielleicht auch die Maske herunter-
zureißen. *Was wird er tun, wenn ich sein Gesicht
sehe?* Wie oft hatte man schon davon gehört,
dass Vergewaltiger ihre Opfer töteten, wenn sie
erkannt wurden. *Aber das hier ist keine Verge-
waltigung. Ich könnte jederzeit gehen. Er hält
mich nicht wirklich fest. Es ist ein Spiel …*

Simone hatte längst weiche Knie. Nicht vor
Angst. Sie hatte keine Sekunde Angst oder
Furcht. Ihre Knie wurden weich, weil sie in ihrem
Körper ein Gefühl aufkommen spürte, das sie so
lange vermisst hatte. Es war eine Mischung aus
frivoler Neugier, Lust, Erregung und Leichtsinn.
Als sie ihren Rock abstreifte und seine Hände unter ihren Slip fuhren, spreizte sie ihre Beine freiwillig. Sie stand nun breitbeinig, mit dem Rücken
immer noch an die Wand der Nische gelehnt und
schloss die Augen. Als seine Hände unter ihren
Po griffen, um sie ein Stück hochzuheben,
schlang sie ihre Arme um seine Schultern, um
sich festzuhalten. Längst war das hier kein Spiel
der Macht mehr. Sie ließ sich mit jeder Faser ihres Körpers auf das ein, was der Mann mit ihr
machte.

Wann er seine Hose geöffnet hatte, war ihr nicht klar. Sie machte sich aber auch keine Gedanken darüber, denn alles, worauf sie nun ihre Aufmerksamkeit richtete, war das herrliche Gefühl des Ausgefülltseins, nachdem er mühelos in ihre Feuchte eingedrungen war. Bis zum Anschlag war er in ihr drin und sie krampfte ihre Scheidenmuskulatur um seinen Penis, um ihn ganz tief in sich einzusaugen.

Die männliche Dominanz, mit der er sich in ihr bewegte, steigerte ihre Lust ins Unermessliche. Ein Bein hatte sie auf dem Boden, das andere hatte sie längst freiwillig um seine Hüften geschlungen. Dieses Bein hielt er am Oberschenkel fest, mit dem anderen Arm stützte er sich an der Wand hinter ihr ab. Keine Sekunde lang hielt er sie gefangen. Und trotzdem blieb sie, ohne sich herauszuwinden und davonzulaufen. Sie ergab sich ihm und hatte keinerlei Zweifel.

Seine Stöße wurden heftiger. Jedesmal, wenn er mit seinem Penis tief in sie vordrang, wurde sie mit den Hüften gegen die Rückwand gepresst. Ihr Atem ging schneller, ihre Finger krallten sich in seine Schultern und er musste spätestens jetzt erkennen, dass er keine Gegenwehr zu erwarten hatte.

Simone wollte es. Sie wollte es so sehr, dass sie es ihm sogar sagen wollte. *Nimm mich, fester, fick mich durch, nimm mich gründlich her ...* das ging ihr im Kopf herum, aber sie sprach es nicht aus. Für sie genügte es aber, diese Worte zu denken, davon wurde sie noch heißer. Alles in ihr drängte sich ihm entgegen. Die Lust ließ sie überlaufen, nicht nur sprichwörtlich. Sie spürte ihre eigene Feuchtigkeit nass die Oberschenkel hinunterlaufen. Schon lange nicht mehr hatte sie eine derartige Hemmungslosigkeit erlebt. Wie sehr hatte sie das vermisst!

Seine Stöße wurden noch härter und schneller. Sein Griff an ihrem Oberschenkel schmerzte leicht. Sie hörte ihn heftig atmen und erkannte, dass er wohl kurz vor seinem Höhepunkt stand. Wenn sie ebenfalls kommen wollte, hätte sie nicht mehr viel Zeit dazu. Mutig schrie sie ihn an: „Halt!!!!"

Sofort hielt er inne. Sie bewunderte ihn dafür und spätestens jetzt war ihr auch klar, dass sie von dem Mann nichts zu befürchten hatte. Er hatte begriffen, was sie wollte und zog sich erst einmal aus ihr zurück. Wie schwer musste ihm das fallen!

Er hatte auch ihr hochgehobenes Bein losge-
lassen, der andere Arm stützte ihn immer noch
an der Wand hinter ihr ab. Sie löste ihren krallen-
den Schultergriff und schob ihre rechte Hand hinunter, zwischen ihre Beine. Gerne hätte sie seinen Gesichtsausdruck gesehen, aber die Maske
stand im Weg. Sie konnte es sich aber gut vor-
stellen, wie er staunte, als sie mit ihren kundigen
Fingern ihr eigenes Lustzentrum mit Hingabe bearbeitete. Sie rieb heftig und schnell und es dauerte nicht lange, bis sie nichts anderes mehr
wollte, als ihn wieder in sich aufzunehmen.

Sie hob erneut ihr Bein, er griff unter ihren
Schenkel und schob mit einem einzigen Ruck
seinen hart aufgerichteten Pfahl in sie hinein. Nur
wenige Stöße waren erforderlich, bis beide in einem alles überschwemmenden Höhepunkt ihrer
Lust endlich nachgeben konnten.

Noch immer mitgenommen von den Ereignis-
sen, bückte sich Simone, um ihren Rock wieder
nach oben zu ziehen. Der Slip musste auch irgendwo hier herumliegen, sie hatte gar nicht mitbekommen, dass er ihn ihr ausgezogen hatte.
Ah, da ist er ja. Sie hob ihn vom Boden auf und
steckte ihn in ihre Manteltasche, denn anziehen
wollte sie ihn jetzt nicht mehr.

Plötzlich war er verschwunden. Er hatte sie einfach in der Nische stehen lassen. Ohne ein Wort gewechselt zu haben, ohne sich zu erkennen zu geben und ohne eine einzige Zärtlichkeit – er war einfach weg. Aber ihre Tasche war auf einmal wieder da. Simone hätte schwören können, dass sie vorhin, als sie nach ihr gesucht hatte, noch nicht direkt neben ihr auf dem Boden der Toreinfahrt gelegen hatte. Sie öffnete sie und prüfte, ob noch alles da war. Geldbeutel, Haustür- und Wohnungsschlüssel, Taschentücher, alles da. Apropos Taschentücher. Sie wischte sich damit die Spuren der soeben erlebten Lust von den Innenseiten der Oberschenkel und auf einmal wollte sie nichts wie weg. Sie fürchtete, nun doch noch entdeckt zu werden. Schließlich war es werktags, früher Nachmittag. Da hätte jederzeit jemand vorbeikommen oder in die Einfahrt fahren können. Schnell brachte sie sich in einen ordentlichen Zustand und verließ die Einfahrt. Ein Blick in alle Richtungen zeigte ihr, dass niemand aufmerksam geworden war.

Sie eilte nach Hause in der Hoffnung, Klaus sei nicht da. Als sie aber die Wohnungstür aufschloss, hörte sie leise Musik aus dem Wohnzimmer. Sie zog den Trenchcoat aus und hängte ihn an die Garderobe. Am anderen Haken hing der Mantel ihres Mannes, ebenfalls ein beiger Trenchcoat. Sein Hut lag auf der Hutablage und als sie zu ihm ins Wohnzimmer ging, entdeckte sie die grellgelbe Maske, die er achtlos auf dem Esstisch abgelegt hatte. Daneben lag die Abendtasche in Schwarz. Das Preisschild war noch dran ... „30% reduziert".

Rache

Ihre Beine umschlangen seine Hüften. Sie genoss die Berührung seiner nackten Haut. So sehr sie sich auch jetzt wünschte, er könnte sie ebenfalls berühren, mit seinen starken Armen umfangen, mit seinen zärtlichen Händen ihre Gänsehaut beruhigen, so fest war ihr Wille, ihn nicht von seinen Fesseln zu lösen. Sie hatte ihn mit einem weichen Seil ans Bett gefesselt und da lag er nun, ungläubig staunend, erschrocken und erregt. Das Spiel war neu für ihn und obwohl er von der Situation überrascht wurde, hatte er sich freiwillig in diese hilflose Situation begeben. Wie immer war er auch heute stets bereitwillig dabei, wenn es um das Ausprobieren von sexuellen Spielereien ging – egal mit welcher seiner Frauen. Jetzt und hier war es seine Geliebte Nummer Eins, seine Konkubine, seine Favoritin, mit der er sich auf das Abenteuer Bondage in einem angemieteten Hotelzimmer eingelassen hatte. Es war nicht schwer gewesen, ihn dazu zu bringen, seine Arme auszustrecken und das Seil um seine Handgelenke schlingen und ans Bett anbinden zu lassen. Zu fasziniert war er von der prickelnden Situation und ihren nackten Brüsten, die er dicht vor seinen Augen hatte, als er sich auf den Rücken legte und sie sich über ihn beugte, um die nach oben gestreckten Arme festzubinden.

Umso schwerer war es ihr gefallen, ihn verführerisch anzulächeln und ihre Reize auszuspielen, denn ihr Plan hieß Rache. Sie hatte genug von seinen männlich eitlen Kapriolen. Als ob es nicht schon genug von ihr verlangt wäre, eine – seine – Ehefrau zu akzeptieren und seine unentschlossene Haltung, keine Entscheidung treffen zu wollen. Jetzt sollte sie auch noch Rivalinnen ertragen, mit denen sich ihr Geliebter sonst noch vergnügte. Geliebter? Gehasster! Eine gefährliche Mischung!

Liebe und Hass gehören zusammen. Die beiden wohl größten Gefühle, die ein Mensch für ein anderes Wesen aufbringen kann, sind mit einer Verbindung versehen, die sich allzu leicht zum Kreis schließt. Auf den ersten Blick ist Liebe der Gegenpol zu Hass – scheinbar unendlich weit voneinander entfernt. Schließt man die Verbindung an den Enden zum Kreis, sind Liebe und Hass auf einmal ganz nah beieinander. Sie überlappen, überschneiden sich und werden eins.

So ging es ihr im Bruchteil einer Sekunde, als sie durch eine fehlgeleitete Email von der Existenz weiterer Sexgespielinnen erfuhr. Gleichzeitig wurde ihr bewusst, dass sie für ihn nichts anderes war, als seine anderen, für sie noch namenlosen, gesichts- und körperlosen Bettfreundinnen. Eine von vielen, austauschbar, unwichtig, vergleichbar, leicht zu demütigen, nicht ernst genommen und für unwürdig erklärt.

Jede andere Frau hätte sofort reagiert. Eindeutig und unmissverständlich. Manche wären vielleicht laut geworden, hätten Verletzungen mit Worten und Taten verursacht, um die eigene erlittene Demütigung irgendwie erträglicher werden zu lassen. Was für ein fataler Irrtum, zu glauben, dass der Schmerz der Eifersucht mit Lautstärke und spektakulären Aktionen gelindert werden könnte. Nur wenn man wirklich Glück hat, stellt sich danach eine Art Befriedigung ein, weil man das Gefühl hat, wenigstens ETWAS unternommen zu haben. Erreicht könnte damit allerdings nichts werden. Er hätte nur das bekommen, was er sowieso erwartet und auch irgendwie in Kauf genommen hat. Das Geschehene würde nicht ungeschehen gemacht werden.

Sie hatte sich entschlossen, einen anderen Weg einzuschlagen. Die unerwarteten Reaktionen sind oft die wirkungsvollsten. Anstatt ihn anzuschreien, ihm Geschirr um die Ohren zu werfen oder jede x-beliebige triviale Eifersuchtsszene hinzulegen, wollte sie ihn mit seinen eigenen Waffen schlagen: mit Sex.

Sex kann abhängig machen. Die Art von Abhängigkeit von ihm war nicht alleine von Erotik geprägt, aber sie machte einen großen Teil von dem aus, was sie an ihm so unwiderstehlich fand. Er war ein Frauenversteher – und damit ein Mann, den die Frauen eigentlich fürchten sollten, denn von denen wird frau am schnellsten abhängig. Mit einem Kerl, der eigentlich nie vollständig das macht, was sich frau wünscht, reibt und streitet frau sich. Niemals ist sie ganz mit ihm zufrieden, es könnte immer noch ein bisschen besser sein. Einer, der sein Handwerk aber versteht, kann jede Frau sofort um den Finger wickeln und in Sicherheit wiegen. Seine Qualitäten machen sich anfangs in ganzer Breite bemerkbar,

Schwerpunkt Bett. Mit der Zeit bemerkt die Opferfrau allerdings, dass sie im Alltag nicht immer auf ihn zählen kann, im Bett dafür umso mehr. Frauenverstehermänner sind Kerle mit eingebauter Orgasmusgarantie – und das ist ja auch schon mal was. Frauen dürfen nur nicht den Fehler machen, alle anderen Lebensbereiche, in denen er eben meistens unzulänglich reagiert, zu vernachlässigen und ihn nur noch nach seinen Liebhaberqualitäten zu beurteilen. Für Frauen ist es schwer, diese beiden Bereiche voneinander zu trennen, daher haben es gute Liebhaber im Leben einer Frau immer leichter, als gute Alltagsmänner. Wer beim Müllentsorgen, Einkaufen und Sitzpinkeln immer das Richtige macht, aber der Dame seines Herzens nur selten einen Orgasmus beschert, wird in ihrem Herzen nie den Platz haben, den sein Rivale mit Leichtigkeit fast aufgedrängt bekommt. Dafür darf Mr. Orgasmus den Müll auch total übersehen und grundsätzlich immer im Stehen …. Das mag in den Augen der Männer ungerecht erscheinen und Frauen tun sich keinen Gefallen, die Alltagsprinzen nicht genug wertzuschätzen – aber so sind nun mal die ungeschriebenen Regeln des Verhältnisses zwischen Männern und Frauen.

Er war also ein Frauenversteher, ein Orgasmusgarant, die Nummer 1 unter allen Superlovern! Scheiß auf den Müll! Ihr war immer klar gewesen, dass sie ihn niemals ganz bekommen könne und genau das machte vermutlich auch einen Teil seines Reizes aus. Nun lag er vor ihr, gezwungen, ihr ausgeliefert zu sein und es lag jetzt an ihr, etwas aus der Situation zu machen.

Er liebte ihren geilen Blick, den sie immer dann zeigte, wenn er mit seinen Händen den Konturen ihres Körpers folgte. Jetzt waren es ihre Finger, die er auf seiner erregten Haut spürte und ihre Schenkel, die sich fest an seine Hüften pressten. Sie saß rittlings auf ihm, er lag auf dem Rücken, die Hände nach oben ans Bett gebunden. Ihr Busen lag frei, das Mieder ließ alles frei, was ein Mann an einer Frau sehen will. So endete es knapp über dem Bauch, von dort führten Strapsbänder hinunter zu den Schenkeln. Schwarze Strümpfe waren daran befestigt. Ihr gesamter Unterleib lag frei. Er spürte ihre weiche Feuchtigkeit, mit der sie auf seinem Bauch saß und er wünschte sich, sie würde nur ein paar Zentimeter weiter nach unten rutschen, um seinen erregten Penis in sich aufzunehmen.

Sie trieb ihr Spiel immer weiter, wohl überlegt und überlegen, beherrscht und beherrschend. Er konnte nicht ahnen, dass sie einen Plan erfüllte, den sie sich lange vorher zurechtgelegt hatte. Zu diesem Plan gehörte auch der Moment, in dem die Hotelzimmertür plötzlich aufflog und ein fremder Mann hereintrat. Mit sicherem Schritt betrat er das Zimmer und bevor der überraschte Superlover etwas sagen konnte, hatte er auch schon ihre Hand über seinen Lippen. Er erkannte blitzschnell, dass sie alles im Griff hatte – auch ihn. Das wurde ihm spätestens dann bewusst, als sie sich von ihm herunter schwang und sich an der Hose des Fremden zu schaffen machte. Mit geübten Handgriffen brachte sie ihn dazu, eine Erektion zu zeigen. Der Fremde sprach kein Wort, er konzentrierte sich auf den sündigen Anblick der Frau, die sich gerade so unverschämt frei an ihm bediente. Als sie sich vor ihm auf allen Vieren hinkniete, ihm ihr prächtiges Hinterteil entgegen reckte, brauchte er mit seinem Liebeswerkzeug nur noch in sie einzudringen. Dabei schaute sie den Gefesselten unverwandt an, frech, triumphierend, herausfordernd und geil. Der konnte gar nicht fassen, was da vor sich ging. Hoffen und Bangen machten sich im Wechsel in ihm bemerkbar. War das ein neues, ratten-scharfes Spiel, das sich diese wunderbare Frau ausgedacht hatte, um ihr gemeinsames Liebes-leben aufzupeppen oder ging da etwas vor sich, das unterm Strich ganz und gar nicht gut war? Spätestens, als der Fremde laut stöhnend sein Sperma auf ihren Po spritzen ließ und sie sich danach nicht direkt an ihm, dem Gefesselten zu schaffen machte, sondern stattdessen sein Handy aus der Jackentasche nahm, dämmerte es ihm. Der Fremde begann mit dem Handy sei-nes Rivalen Bilder zu schießen. Auf jedem Foto war er zu sehen, wie er hilflos ausgeliefert ans Bett gefesselt mit steifem Penis - hoch in die Luft gereckt wie ein Signal, da lag. Auf jedem Bild war aber auch die Frau zu sehen. Ihr Gesicht würde nicht zu erkennen sein, das wurde ihm schlagar-tig klar, denn sie wurde immer von hinten, von der Seite, von unten oder von oben fotografiert, wie sie ihren Busen an seinem Gesicht rieb oder mit ihren langen, aufreizend rot lackierten Finger-nägeln über seine Hodenbällchen krabbelte.

„Schluss jetzt" – er erschrak, so unvermittelt kam ihre Ansage an den Fotografen. Der ge-horchte aufs Wort, zog sich an und verließ das Zimmer. Der Gefesselte hoffte auf mehr Intimität mit seiner Geliebten, jetzt, wo sie beide ungestört waren. Ein letztes Aufflackern der Hoffnung, alles sei doch nur ein gut inszeniertes Spiel. Aber sie zog sich mit dem Handy auf einen Sessel zurück, der in der Zimmerecke nur deshalb dazustehen schien, um ihre süßen, nackten Pobacken zu spüren. „Was machst du da??" – ließ er ungläubig staunend, rätselnd, fast ängstlich hören.

„Ich schicke nun an alle gespeicherten Nummern die Bilder von dir, wie du es mit mir treibst." Sie verzog keine Miene bei diesen Worten, ihm aber blieb fast das Herz stehen. Jetzt war alles vorbei. Nicht nur seine Frau würde die Sexbilder in dieser Sekunde bekommen, auch all seine Gespielinnen, aktuell oder verflossen – egal. Jede seiner Lustfrauen würde in diesem Moment wissen, dass er ein Sexspieler ist, dass sie nicht seine einzigen Spielfrauen sind und damit brach sein sorgfältig aufgestelltes Kartenhaus zusammen. Erst nach und nach wurde ihm klar, dass er nicht nur mit einem Schlag all seine Opferfrauen verloren hatte, sondern dass er sich ab jetzt auf einige Rachezüge gefasst machen musste.

Was er nicht wusste – die Bilder wurden per Sammel-MMS verschickt. Jede Empfängerin würde die Nummern der anderen Frauen lesen können. Was das bedeutete, würde er erst in den nächsten Tagen, Wochen, Monaten und Jahren erfahren.

Abenteuerlust

Immer wieder las sie ihr eigenes Zeitungsinserat. Sie hatte es ausgeschnitten und in ihre Handtasche gesteckt. Sie hoffte auf viele Antworten. In einem Anflug von Abenteuerlust hatte sie in der Wochenendausgabe der Tageszeitung eine Annonce aufgegeben: „39jährige gebundene Stute sucht ebensolchen Hengst, Chiffre..."

Sie hatte es nämlich satt. Ihre Ehe war zu einem langweiligen Einerlei verkommen. Es gab keine Aufregungen, keine heißen Nächte, kein Prickeln, keine Schmetterlinge mehr. Die Beziehung war alltagstauglich und das war auch schon viel wert, das war ihr völlig klar. Aber trotzdem konnte sie die Situation kaum noch aushalten. Die Tage, Wochen und Monate vergingen immer im gleichen Trott und einmal im Jahr flog man in den Urlaub. Dort war meistens alles etwas lockerer und fröhlicher, es gab romantische Abende bei Rotwein und Kerzenschein, und Sonne,

Strand und Meer ließen die Hormone Purzel-
bäume schlagen. Da entwickelte sich ihr Gregor
wieder zu dem Liebhaber, der sie glücklich machen konnte. Jedes Jahr hatten sie den Vorsatz
gefasst, etwas von dieser jährlich neu gefunde-
nen Liebeslust mit in den Alltag hinüber zu nehmen, und jedes Jahr konnten sie nichts davon
umsetzen. Kaum waren sie wieder zuhause,
stellte sich der gewohnte Alltag ein. Der Beruf
forderte bei ihm und ihr seinen Tribut und die
Romantik verflog. Sex gab es kaum noch und
wenn, wurde er wie ein Pflichtaufgabe absolviert.
Beide waren sie abends zu müde und tagsüber
waren sie in ihren Verpflichtungen eingespannt.
Monika fehlte die körperliche Liebe ganz enorm.
Sie vermisste das zärtliche Streicheln in der
Nacht, die fordernden Küsse, die Lustschauer,
und die Wollust. Sie hatte das Gefühl, langsam
von innen heraus zu vertrocknen. Das Weib in ihr
verlangte nach Aufmerksamkeit.

Sehnsüchtig dachte sie an die heißen Nächte
zurück, die sie mit Gregor im letzten Urlaub verbracht hatte. Schon tagsüber begannen die kleinen Neckereien, die Anspielungen, die nur sie
beide verstanden, die kurzen Berührungen, die
verheißungsvollen Blicke. Seine Hand auf ihrem

Schenkel, als sie nebeneinander auf der Decke lagen, und seine Berührungen am Po, als er sie eincremte. Abends gingen sie manchmal aus, aber an einem der Abende lief alles ein bisschen aus dem Ruder.

Sie hatte sich für den Abend besonders schön gemacht, trug das rote, tief ausgeschnittene Kleid mit dem hohen Schlitz an der Seite, das er so sexy fand. Dazu ihre schwarzen Schuhe. Auf den Slip hatte sie verzichtet, nur den BH, der ihre großen Brüste so schön hervorhob, hatte sie darunter an. An seinen Blicken konnte sie ihre Wirkung auf ihn deutlich ablesen. Die Berührungen und Küsse, die sie schon den ganzen Tag miteinander austauschten, hatten sie beide in eine erwartungsvolle, erregte Stimmung versetzt. Jetzt konnte er sich kaum zurückhalten, als er sie in ihrem sexy Outfit sah. Nach der Vorspeise schaute sie ihm gerade in die Augen, und sagte leise, nur für ihn hörbar: „Ich trage keinen Slip". Dabei lächelte sie ihn so verführerisch an, dass er am liebsten sofort darauf reagiert hätte. Aber noch lagen drei Gänge des Abendmenus vor ihnen, und er musste sich beherrschen. Er konnte jedoch nicht damit warten, sie unter dem Tisch zu berühren. Als sich seine Hand an ihren

Beinen nach oben schob, unter den Saum des Kleides glitten und ihre Schenkel dabei etwas auseinander spreizten, bemerkte er ein leichtes Zittern bei ihr. Er griff etwas fester zu und ließ auch nicht los, als der Kellner die zweite Vorspeise servierte. Ganz nach oben schob er seine Hand nicht, obwohl es ihn sehr reizte, die dunkle, heiße Stelle zwischen ihren Schenkeln zu streicheln. Zum Essen nahm er dann wieder beide Hände nach oben. Als er spürte, wie sie mit ihren hohen schwarzen Schuhen unter sein Hosenbein fuhr und ihn damit leicht streichelte, steigerte sich seine ungeduldige Erregung, und er spielte kurz mit dem Gedanken, den Hauptgang ausfallen zu lassen. Aber der Kellner servierte ihn bereits auf Platten und in Schalen. Immer wieder küssten sie sich, tranken Wein, genossen das herrliche Essen und streichelten sich soweit es in der Öffentlichkeit gerade noch akzeptabel war.

Als es nach dem Hauptgang bis zum Dessert doch etwas lange dauerte, verstand er ihren Hinweis sofort, als sie sagte, sie müsse mal kurz zur Toilette. Sie nahm den Zimmerschlüssel und stöckelte mit aufforderndem Hüftschwung durch den Speisesaal. Er folgte nach wenigen Minuten.

Als er das Zimmer betrat, erwartete sie ihn bereits. Sie stürzten sich aufeinander und liebten sich in einer Heftigkeit, die ihnen zwar schnell Befriedigung gab, aber für beide nur ein kleiner Appetithappen sein konnte. Er packte sie an den Hüften, sie hatte ihr Kleid schon nach oben geschoben, ein Bein um seine Hüften geschwungen und er drang mit seiner harten Männlichkeit in ihre allzu bereite Grotte mit einem einzigen Ruck ein. Er brauchte nur ein paar Stöße, und schon ergoss sich sein Sperma in sie. Ob sie auch gekommen war, wurde ihm nicht bewusst. Er hörte sie stöhnen und keuchen, aber einen Orgasmus hatte er nicht bemerkt.

„Später, mein Schatz, später...", vertröstete er sie. Als ob nichts gewesen wäre, kehrten sie ins Restaurant zurück und ließen sich ihr süßes Dessert servieren. Er lächelte, als er sie unruhig auf ihrem Stuhl hin und her rutschen sah, und wusste sehr wohl, was er tat, als er vorschlug, in der Bar noch einen Drink einzunehmen. Mit glühenden Augen sah sie ihn an, ihr Gesicht war eine einzige Erwartung und Vorfreude und mit wieder aufkeimender Lust sah er die angeschwollenen Brüste unter ihrem Kleid. Die Nippel zeichneten sich darunter deutlich ab, und als er ein paar Mal wie zufällig darüber strich, spürte er, wie sie es kaum noch erwarten konnte. Als sie endlich auf ihrem Zimmer waren, überfiel sie ihn förmlich mit ihrer ungestümen Lust. Sie forderte nun ein, was er ihr vorhin versagt hatte. Er kannte seine Frau ziemlich gut und wusste, dass hinter ihrer seriösen Fassade ein Vulkan loderte. Man musste das Feuer nur entfachen. Wenn es erst einmal brannte, kannte sie kein Halten mehr. Immer wieder wollte sie, dass er in sie eindrang und sie in den höchsten Himmel der Lust hinaufhob. Sie konnte einfach nicht genug bekommen und er verstand es, seinen zweiten Höhepunkt an jenem Abend sehr lange hinauszuzögern. Als sie beide dann endlich nicht mehr an sich halten konnten, wurden sie von einem Orgasmus belohnt, der seinesgleichen suchte.

Jetzt, wo sie an diese heiße Nacht dachte, wurde ihr ganz warm zwischen den Beinen. Leider kamen solche Nächte in ihrem Alltag nicht mehr vor. Vielleicht hatte sie ja Glück, und auf ihre Anzeige hin meldet sich jemand, der so wie sie, nur Interesse an Sex hatte. Keine Liebesgeschichte, keine Affäre sollte daraus entstehen, nur ab und zu ein Treffen für geilen harten Sex. Unter keinen Umständen hätte sie ihren Mann verlassen wollen. Sie liebte ihn. Es hätte für ihr Leben keinen besseren Partner geben können, wenn die Sache mit der Flaute im Bett nicht gewesen wäre.

Lange, bevor sie sich dazu entschloss, sich einen Liebhaber zu suchen, plagte sie sich mit Gewissensbissen. Letztlich aber siegte ihr ungestilltes Verlangen über Moral und Vernunft. Als sie dann auch noch in einer Zeitschrift einen Artikel darüber las, dass ein Seitensprung eine Ehe retten könne, stand ihr Entschluss fest. Sie wollte sich einen Lover suchen.

Die folgenden Tage waren mit Spannung geladen, Gregor war merkwürdig nervös und sie selbst war ebenfalls angespannt. Endlich kam die ersehnte Post mit den Antworten auf ihre Annonce. Sie hatte sie postlagernd schicken lassen, damit Gregor die Briefe nicht zu fassen bekam. Es gab einige interessante Zuschriften, von denen allerdings ein paar Kandidaten gleich wieder ausschieden. Einige waren zu jung, andere wiederum zu alt oder sie ließen keinen Zweifel daran, dass sie finanzielle Interessen hatten. Sie sollte zahlen für Sex. Das kam ja überhaupt nicht in Frage. Unter den wenigen, die übrig blieben, wählte sie instinktiv eine Zuschrift aus, die sie sofort ansprach.

Der Unbekannte schrieb: „Ich bin ebenfalls gebunden, werde es auch bleiben, suche aber sexuellen Ausgleich. Wollen wir uns treffen?"

Als Kontaktmöglichkeit gab er eine Emailadresse an. Es ging dann alles sehr flott, sie antwortete, und schlug ein Treffen zum Kennenlernen vor, was er kurz bestätigte. Am Tag des Treffens kam ihr kurz ein schrecklicher Gedanke: was wäre, wenn Gregor der Unbekannte ist? Seine Nervosität der letzten Tage kam ihr plötzlich in den Sinn. Was sollte sie sagen, wenn sie ihm im Café gegenüber sitzen würde? Naja, der hätte schließlich die gleiche Erklärungsnot, beruhigte sie sich. Mit klopfendem Herzen machte sie sich auf den Weg, und beschloss, das Café erst einmal kurz zu überblicken, ob nicht vielleicht doch ihr Mann sie dort erwartete.

Sie erschrak sehr, als ihr von hinten auf die Schulter geklopft wurde, während sie vorsichtig suchend durch das Fenster schaute.

„Wir sind vermutlich verabredet", sagte ein gut aussehender, zum Glück fremder Mann zu ihr, als sie sich umdrehte.

„Ja...", antwortete sie, „das ist gut möglich", und sie lächelte ihn erleichtert an.

„Komm, lass uns einen Kaffee trinken und uns etwas beschnuppern", forderte er sie direkt auf und sie folgte ihm ohne Zögern in ein Abenteuer.

Blaue Versuchung

Gemütlich schlenderte Robert durch die Fuß-
gängerzone. Seine geschäftliche Terminplanung
war heute etwas durcheinander geraten, und so
hatte er jetzt unverhofft zwei Stunden Freizeit.
Die Sonne schien, ein laues Lüftchen wehte, und
er fühlte sich äußerst wohl. Das müsste man eigentlich öfter machen, dachte er bei sich. Warum
nicht mal die Termine so planen, dass ab und zu
zwischen ihnen ein Stündchen frei ist? Wofür tat
er sich eigentlich den ganzen Stress an?! Oder
sollte er sich besser fragen: für WEN?!

Vor 8 Jahren hatte er Manu, seine große Liebe
geheiratet. Alles lief wunderbar, und als ihre
kleine Tochter auf die Welt kam, schien das
Glück perfekt zu sein. Dem Grunde nach war
auch alles in Ordnung, es lief alles seine ge-
wohnten Wege, Manu war im Erziehungsurlaub
und kümmerte sich um Haushalt und Kind, er
verdiente den Lebensunterhalt für seine kleine

Familie. Ein Alltag ohne große Aufregungen, so wie ihn sich die meisten Menschen wünschen. Und dennoch – Robert hatte in letzter Zeit immer öfter das Gefühl, dass ihm etwas fehlte zu seinem Glück. Er brauchte nicht lange zu überlegen, um zu wissen, was es war. Ihm fehlte Sex. Knallharter, ausufernder, befriedigender Sex.

Die Erotik zwischen ihm und seiner Frau war eingeschlafen, es knisterte nicht mehr zwischen ihnen, und Robert ertappte sich immer öfter dabei, wie er anderen Frauen hinterher schaute. Besonders wenn sie sexy gekleidet waren, im Minirock und hohen Schuhen, bauchfreien Tops oder in ihren leichten, schwingenden Sommerkleidern. Seine Phantasie wurde dann sofort in Gang gesetzt und manchmal war er drauf und dran, eine von den aufreizend wirkenden Frauen einfach anzusprechen, eine Affäre zu beginnen … warum eigentlich nicht? Dann wieder rief er sich zur Disziplin, sein kleines Glück zu Hause wollte er unter keinen Umständen aufs Spiel setzen.

Aber wenn er an Nicole dachte, seine Kollegin, die aus ihrem Interesse an ihm keinen Hehl machte, hatte er seine Zweifel, ob er seinen Grundsatz, treu bleiben zu wollen, noch lange aufrechterhalten konnte. Sie war schon eine ganz besonders heiße Frau. Alles an ihr war Erotik pur. Wenn sie ihr blaues Kostüm anhatte, das mit dem engen kurzen Rock und der taillierten Jacke, unter der sie meistens nur einen BH trug, musste er sich schon sehr beherrschen, dass er ihr nicht mal spontan an die schönen Schenkel griff, wenn sie neben ihm stand. Sie spielte gern mit ihren Reizen und war sich ihrer Wirkung bewusst, wenn sie sich bei Besprechungen ihm gegenüber setzte, sich mit dem Übereinanderschlagen der Beine genügend lange Zeit ließ, damit er einen kurzen Blick unter ihren Rock erhaschen konnte. Wenn das Thema der Besprechung ihn nicht sonderlich interessierte, konnte es schon mal passieren, dass seine Gedanken abschweiften, und sich stattdessen mit Nicoles Beinen und der verheißungsvollen Stelle zwischen ihren Schenkeln beschäftigten.

In seiner Fantasie knöpfte Nicole ihre Kostümjacke auf und zeigte ihm ihre schönen vollen Brüste, die in einem reizvollen BH verpackt waren, der mehr sehen ließ, als er bedeckte. Sie legte ihre Brille ab und löste ihre Haare, die sie im Büro immer hochgesteckt trug. Wie in einem Werbespot für Haarspray schüttelte sie ihre

Mähne mit ein paar Kopfbewegungen auf ihre Schultern. Dabei sah sie ihn unterbrochen an. Ihre volle, dunkle Haarpracht fiel teils auf die Schultern und teils über ihr Gesicht. Er konnte sich kaum beherrschen, mit beiden Händen in ihre Haare zu greifen und sich dort festzuwühlen. Aber er blieb still sitzen und wartete, was diese Wahnsinnsfrau ihm noch alles zeigen würde. Aber jedes Mal, wenn er sich vorstellte, dass sie Jacke und Büstenhalter auszog, wurde er durch irgendjemanden jäh aus seinen Träumereien gerissen und in die Wirklichkeit zurückbefördert. Nicht selten konnte er in ihren Augen dann ein kleines schelmisches Lächeln erkennen, als ob sie seine Gedanken erahnt hätte.

Daran dachte er gerade, als er an einem Dessousladen vorbei trottete. Es war einer dieser Läden, die hochwertige Damenwäsche verkauften und wenn er nicht im Vorbeigehen aus dem Augenwinkel etwas Blaues im Schaufenster gesehen hätte, wäre er vermutlich weiter gegangen. Denn Nachthemden und Still-BHs interessierten ihn nicht. Aber das Blau! Es war genau dasselbe Blau, wie das sexy Kostüm, in dem Nicole so umwerfend attraktiv aussah. Ein kleines Höschen war es, das mit der Signalfarbe seine Aufmerksamkeit erregte. Ein Nichts aus Spitze und Schnürchen. „String" stand auf dem Preisschild daneben, 19,95 Euro sollte es kosten. Er überlegte nicht lange, zielstrebig betrat er den Laden.

„Ich komme gleich zu Ihnen", flötete es aus dem Nebenraum, die Verkäuferin war wohl im Moment beschäftigt. Das war ihm ganz recht, so konnte er sich erst ein wenig umschauen. Was er sah, überraschte ihn, denn so bieder, wie die Auslage im Schaufenster vermuten ließ, war das Sortiment gar nicht. Natürlich war da auch Wäsche zu sehen, die hauptsächlich den Zweck erfüllte, praktisch zu sein. Aber da gab´s noch viel mehr zu entdecken. Erotische Mieder und Korsetts, Hemdchen aus hauchdünnem Material, BHs in allen Formen und Farben, und Höschen. Diese Höschen hatten es ihm angetan. Ob er das blaue Nichts finden würde? Etwas schüchtern, er war noch nie in seinem Leben in einem Damenwäscheladen gewesen, schaute er sich weiter um. Hörte er da Stimmen? Die Verkäuferin beriet wohl gerade eine Kundin und neugierig warf er einen Blick in den Nebenraum.

Richtig! Sie stand zwischen ihm und einer Kundin und erklärte eifrig: „Glauben Sie mir, Ihr

Mann wird Augen machen, wenn er Sie so sieht, wollen Sie vielleicht gleich die passenden Strümpfe dazu?"

Die Antwort der Kundin nahm er nicht wahr, denn als die Verkäuferin beiseitetrat und den Blick freigab, erschrak er. Nicole! Ihr Anblick verschlug ihm die Sprache. Da stand sie, mit dem Rücken zu ihm, ihr Spiegelbild betrachtend, gekleidet in einen Traum von einem Mieder, schwarz mit blauer Spitze. Der weiblich gerundete Po war nackt, im Spiegelbild sah er ihre Brüste, die durch das Mieder gestützt und gehoben waren, und sich in ihrer ganzen Pracht seinen Blicken präsentierten. Träumte er? Wurde er gleich wieder von seinem Chef aus seinen Fantasien gerissen? Er konnte es kaum glauben, doch er befand sich in der Realität. Schweren Herzens riss er sich von dem Anblick los, um nicht von der Verkäuferin als Spanner ertappt zu werden, denn diese eilte gerade gefährlich nah an ihm vorbei, um der Kundin die passenden Strümpfe auszusuchen.

„Momentchen noch", zwitscherte sie in seine Richtung, er nickte nur, und griff geistesabwesend in den Korb mit den Höschen, der mitten im Laden stand. Da! Das Blaue! Wie toll musste

Nicoles knackiger Po aussehen, wenn das Schnürchen die Backen teilt? Schnell stand sein Entschluss fest, er legte 20 Euro auf den Verkaufstisch, steckte den Slip in seine Jackentasche und verließ fluchtartig den Laden.

In einer halben Stunde stand die nächste Besprechung auf dem Terminplan, auch Nicole sollte teilnehmen. Er hatte Schweißperlen auf der Stirn, als er das Büro erreichte, und hatte Mühe, unbeteiligt zu wirken, als Nicole mit einer neutral aussehenden Einkaufstüte angeschlendert kam.

„Noch schnell einen Kaffee?", es war mehr eine Aufforderung als eine Frage. Ganz nah kam sie an ihn heran, als sie ihm eine Tasse reichte, zu nah für Robert, um standhaft zu bleiben.

„Hier …", hörte er sich sagen, und schon griff er in seine Jackentasche.

Nicole bekam große Augen, als er sagte: „der passt gut zu dem Mieder, ich will dich darin sehen …"

Er atmete schneller, sein Puls raste, und er glaubte seinen Ohren nicht zu trauen, als er ihre spontane Antwort hörte:

„Heute Abend, 20 Uhr, bei mir".

Erinnerungen

Unruhig rutscht sie auf dem unbequemen Stuhl hin und her. Der Kellner bringt bereits den zweiten Cappuccino, und sie blickt ständig zur Eingangstür. Das Café ist gut besucht in den Nachmittagsstunden, und sie hatte es ganz bewusst für dieses erste Treffen mit einem unbekannten Mann gewählt. Noch 10 Minuten bis zum vereinbarten Zeitpunkt. Sie war eine halbe Stunde zu früh da, das war ihre Absicht, denn so kann sie jetzt scheinbar lässig am Tisch sitzen, während er sich erst mal im Raum umsehen muss, wenn er nach ihr kommt. In dieser Zeit könnte sie ihn schon betrachten, und wenn er ihr nicht gefällt, könnte sie aufstehen und gehen. Das war ihr Plan. Diese Sicherheit zu haben, ist ihr wichtig.

Was will sie überhaupt von ihm? Sie hatte auf eine Kontaktanzeige in der Zeitung geantwortet. „Suche Geliebte, 42/187/95". Mehr stand da nicht. Sie antwortete knapp: „Du hast deine Geliebte gefunden 35/171/68. Ruf mich an".

Sie gab ihre Handynummer an und war dann trotzdem überrascht, als der Anruf kam. Das Gespräch war kurz und endete mit der Verabredung für heute. Da sitzt sie nun, erschrocken über ihre eigene Courage. So cool, wie ihre Antwort klingen sollte, ist sie gar nicht. Sie war noch nie die Geliebte eines Mannes, wahrscheinlich ist er verheiratet, denkt sie sich, und es geht ihm nur um Sex. Was anderes will sie momentan auch nicht, denn das Ende ihrer Ehe vor ein paar Monaten hat sie noch lange nicht verdaut. Ein neuer Mann in ihrem Leben ist das Letzte, was sie jetzt brauchen kann. Aber was ist mit Sex? Ihr Körper meldete sich schon vor vielen Wochen, erst leise, dann immer heftiger drängend. Ihre Unruhe und ihre Nervosität brachte sie damit in Verbindung, dass sie schon lange keinen Orgasmus mehr gehabt hat. Besonders nachts, wenn sie vor Verlangen keinen Schlaf fand, wurde ihr bewusst, wie sehr es ihr fehlte, körperlich geliebt zu werden.

Dann schweiften ihre Gedanken und ihre Phantasie kam in Gang. Manchmal erinnerte sie sich an den hemmungslosen wilden Sex, den sie mit ihrem Mann am Anfang der Ehe hatte. Was war er doch für ein geiler Kerl! Er wusste, wie es eine Frau braucht! Wie hatte sie es immer genossen, wenn er sie am ganzen Körper geküsst und gestreichelt hat, ihr zärtliche Worte ins Ohr flüsterte und ihr sagte, wie sehr er sie begehrte. Sein Körper war sportlich durchtrainiert und sie liebte seine muskulösen Oberschenkel. Wenn er sie nahm, wählte er oft ihre Lieblingsstellung. Sie lag auf dem Rücken, er auf ihr, ein Bein hatte er dabei so abgewinkelt, dass sie zu seinem Oberschenkel greifen konnte. Während er sie in tiefen, harten Stößen langsam immer näher an ihren Orgasmus trieb, krallte sie sich in seinen Schenkel. Das machte sie noch schärfer. Sie ließ sich sogar extra die Fingernägel lang wachsen, damit sie ihn richtig fest packen konnte. Sie wusste, er mochte das auch.

Sie schaut auf die Uhr, es ist 3 Minuten nach der vereinbarten Zeit. Vielleicht kommt er doch nicht? Vielleicht hat er sie durch das Fenster gesehen, und ist gar nicht erst eingetreten? Egal, sie nimmt sich vor, noch 15 Minuten zu warten, und dann zu gehen.

Ihre Gedanken schweifen wieder zurück. Was sie am meisten vermisst, wenn sie an Sex mit ihrem Mann denkt, ist seine Zunge. Die Erinnerung daran fährt ihr sofort zwischen die Beine. Genau dorthin, wo er mit seiner Zunge wilde Spiele mit ihr trieb. Er verstand es so gut, sie zu lecken, dass sie manchmal gar nichts anderes wollte. Es war ein unvergleichliches Gefühl, seine Zunge an ihren feuchten heißen Lippen zu spüren, wie er sie leckte und küsste, daran saugte, sie langzog, und dann wieder mit der Zunge teilte. Ganz besonders heiß wurde sie, wenn er dabei einen kleinen Vibrator benutzte, den er ihr langsam in ihre Öffnung schob, um dann in unerträglich langsamem Tempo mit der Zunge ihren Lustknopf zu umkreisen. Er spielte mit ihr und ihrer Lust. Wenn es ihm gefiel, ließ er sie kommen. Wenn er noch andere Dinge mit ihr vorhatte, entzog er ihr seine leckende Zunge und genoss den Anblick seiner vor Geilheit bebenden Frau.

Wieder ein Blick zur Tür, ein Paar kommt herein. Wenn er jetzt kommt, ist er 10 Minuten zu spät. Noch 5 Minuten wird sie warten. Die Erinnerung hat Erregung in ihr aufsteigen lassen. Sie hofft, dass der Unbekannte ihr gefällt, ihre Zweifel an ihrem Vorhaben sind wie weggeblasen. Wenn es mit ihm nur halbwegs passt, wird sie sich bald, vielleicht schon heute Abend, mit ihm zum Sex verabreden. Ihre feuchte, bebende Stelle zwischen ihren Beinen ist ganz ihrer Meinung. Ein Mann muss her!

Manchmal war sie so drängend heiß auf ihren Mann gewesen, dass es Tage gab, an denen sie ihn schon in lustvoller Bereitschaft empfangen hat, wenn er von der Arbeit heimkam. Es brauchte nicht viele Worte, er wusste sofort, dass sie Sex wollte, und zwar jetzt und gleich, wenn sie ihn aufreizend küsste. Sie öffnete dabei schon seine Hose und griff an seine Männlichkeit, die sofort reagierte. Sie knetete und rieb daran, und er beeilte sich, seine Jeans herunter zu streifen. Oft ging sie dann vor ihm in die Hocke und leckte seine Bällchen, während sie seinen Penis startklar massierte. Das dauerte nicht lange, und er holte sie wieder hoch, lehnte sie mit dem Rücken an die Wand, hob sie ein bisschen hoch und drang in sie ein. Er gab ihr, was sie wollte. Schnell und hart wollte sie genommen werden, ohne Rücksicht, fast brutal. Sie liebte diesen ersten Orgasmus, denn das war nur der Anfang einer langen Nacht.

So, jetzt kommt er wohl nicht mehr. Schade, denn sie ist mittlerweile so erregt durch ihre Gedanken, dass sie am liebsten den Kellner mal schnell mit zur Toilette nehmen möchte. Ein hübscher Kerl ist er ja, sieht aus wie ein Latinolover, unter seinem Hemd zeichnet sich ein Traumbody ab, und in der Hose hat er einen knackigen Po. Außerdem schaut er sie an, als ob er ihre Gedanken von vorhin erraten hätte. Oder hat sie vielleicht so intensiv geträumt, dass ihr ein kleiner verräterischer Seufzer über die Lippen kam? Sie winkt ihm, er soll bitte die Rechnung bringen. Mit einem frechen Lächeln legt er den Kassenabschnitt auf den Tisch. 2 Cappuccino   5,60 Euro liest sie …. und …. eine Telefonnummer! SEINE Telefonnummer. Die des Kellners!

„Rufst du an?", fragt er immer noch lächelnd. Sie steckt den Zettel ein und verlässt das Café, vorher blinzelt sie ihm zu.

Ja, sie wird ihn anrufen. Bald. Heute noch.

Es gibt immer ein erstes Mal

Er wusste nicht so recht, was er mit dem freien Nachmittag anfangen sollte, und schlenderte ziellos durch die fremde Stadt. Den nächsten Termin hatte er erst am Abend und bis dahin musste er drei volle Stunden überbrücken. Na gut, dachte er, dann schauen wir halt mal, was das nette Städtchen, in dem er beruflich zu tun hatte, so alles zu bieten hat.

In seinem dunklen Businessanzug und dem modischen Hemd, der dezenten und eleganten Krawatte und seinen teuren italienischen Schuhen sah er noch attraktiver aus, als er ohnehin war. Er zog alle Blicke auf sich, zumindest die der weiblichen Passanten, aber es waren auch ein paar Männer dabei, die ihm einen kurzen interessierten Blick schenkten. Er war es nicht anders gewohnt, denn seine Erscheinung war äußerst attraktiv und beruflich stand er immer wieder im

Rampenlicht. Fremde Blicke, die ihm galten, waren ihm deshalb vertraut.

Seit zwei Jahren war er geschieden, und nach anfänglichen Schwierigkeiten hatte der nun 45-Jährige sich mit dem Singleleben angefreundet. Beruflich war er sehr engagiert, sein Freundeskreis war groß, und er vermisste nichts. Fast nichts. Ab und zu musste er sich eingestehen, dass ihm eine weiche warme Frau an seiner Seite fehlte. Es ging ihm dabei weniger um Sex, denn eine schnelle Nummer fand er jederzeit, wenn er das wollte. So gut wie er aussah und so charmant wie er war, konnte er jederzeit eine Affäre für eine Nacht finden. Es war vielmehr die zärtliche Zuwendung einer liebenden Frau, die ihm fehlte. Aber das war ihm in diesem Augenblick nicht bewusst, als er vor einem Sexshop stehen blieb. Die Schaufensterpuppe hatte seine Aufmerksamkeit erregt, denn sie war in ein Outfit gekleidet, das sein Denken sofort ausschaltete. Ein signalrotes Mieder umschloss den Körper der Puppe, ließ am oberen Rand die Plastiktitten frei, und endete mit dem unteren Rand knapp über der Puppenmuschi. Er hätte die Puppe gern von hinten gesehen, damit er Klarheit über die

Frage bekommen hätte, die ihn sofort beschäftigte: wie wirkte der Po der Puppendame? Beim vergeblichen Versuch, einen seitlichen Blick auf sein bevorzugtes Körperteil bei Damen zu erhaschen, fiel ihm ein Schild auf, das im Schaufenster auf Videokabinen hinwies. „Privatvorstellung" stand dort geschrieben, und bevor er richtig darüber nachdachte, trat er fast wie ferngesteuert in den Laden.

Eine gut gebaute, aber für seinen Geschmack etwas zu schrill gekleidete und geschminkte junge Verkäuferin bedauerte es allerdings, ihm keine Privatkabine zur Verfügung stellen zu können, denn diese wären noch nicht gereinigt. Sie bot ihm aber an, „in den großen Saal" zu gehen, dort würden auch Filme gezeigt, ob er nicht mal schauen wollte? Es war eigentlich nicht seine Art, sich in schmuddeligen Pornoschuppen rumzudrücken, aber irgendetwas trieb ihn dazu, sich den „großen Saal" zumindest mal anzuschauen. Er musste für eine Stunde Eintritt bezahlen, und dachte sich noch, dass er in einem ganz normalen Pornokino wohl billiger weggekommen wäre. Aber dann hörte er auch schon auf, sich Gedanken zu machen, denn der Film, der über die große Leinwand flimmerte, zog sofort seine volle Aufmerksamkeit auf sich.

Wie bestellt, als ob man gewusst hätte, dass hier der größte Poliebhaber aller Zeiten zu Gast war, prangte ihm von der Leinwand ein runder, praller Arsch entgegen. Der Zauberpo gehörte zu einer auch ansonsten üppigen Rothaarigen, die auf allen Vieren vor einem Macker kniete, der hingebungsvoll von ihr geblasen wurde. Immer wieder kehrte zu seiner Freude die Kameraeinstellung zu dem Prachtarsch zurück, der sich ihm nun in jeder erdenklichen Position präsentierte. Fasziniert konnte er den Blick nicht von der Leinwand wenden.

Erst als er ein leises Geräusch aus dem Zuschauerraum wahrnahm, erkannte er noch einen Mann, der sich nicht weit von ihm, genauer im übernächsten Sessel niedergelassen hatte. Auch er starrte fasziniert auf den Hintern, der sich den beiden Männern einladend entgegenstreckte. Als der andere Mann seine Hose öffnete und ungeniert seinen schon harten und steifen Penis herausholte, war unser Freund nicht sehr überrascht. Er hatte ähnliche Gedanken, hatte sich nur noch nicht getraut. Er schaute seinem Nachbarn zu, erst verstohlen mit schnellen

Seitenblicken, dann auch in längeren Momenten, wie dieser sich genüsslich und völlig ungeniert selbst befriedigte, und sich dabei vom Geschehen auf der Leinwand inspirieren ließ. Unser Freund konnte gut beobachten, wie sich der andere immer mehr in seine Lust hineinsteigerte. Er konnte sich nur schwer entscheiden, ob er der aufregenden Handlung im Film folgen sollte, oder ob er sich dem Mann neben ihm zuwenden sollte. Mittlerweile war dessen Riemen noch größer und praller geworden. Mit schnellen, rhythmischen Handbewegungen wurde er unweigerlich einem Höhepunkt entgegen getrieben, das war klar zu erkennen.

Einer plötzlichen Eingebung folgend, tat unser Mann etwas, was er noch nie zuvor gemacht hatte. Ohne lang zu überlegen folgte er seinem Impuls und griff mit einer Hand hinüber zu seinem Nachbarn. Erst legte er die Hand an dessen Oberschenkel ab, als er merkte, dass keine Abwehr kam, wurde er mutiger. Zunächst noch etwas zaghaft legte er seine Finger auf die noch immer massierende Hand. Er staunte nicht schlecht, als er merkte, dass die andere Hand zurückgezogen wurde, und er nun zum ersten Mal einen fremden, harten Penis in der Hand hatte. Er nahm wahr, wie sein Nachbar heftig atmete und seine Hüften ihm ungeduldig entgegen hob. Und so warf er alle restlichen Bedenken über Bord und legte los. Er holte dem Fremden nach allen Regeln der Kunst einen runter, wobei er darauf bedacht war, es möglichst schnell geschehen zu lassen. Sein Griff um den Steifen wurde fester, seine Bewegungen schneller. Der Fremde stöhnte leicht, atmete dann stoßweise und keuchte, so dass man erkennen konnte, dass es nicht mehr lange dauern konnte. Den Film hatten die beiden Männer längst vergessen, so sehr waren sie darauf konzentriert, was sie miteinander trieben. Der eine aktiv, der andere passiv.

Als Mann kannte er natürlich die Zeichen, die darauf hindeuteten, dass der andere nun kurz vor seinem Abgang stand und er ließ nicht eine Sekunde lang nach in seinen Bemühungen, den anderen schnell zum Spritzen zu bringen. Als es soweit war, stöhnte der Fremde geil auf, und ergoss seinen Saft über die fremde Hand. Warm spritzte es auf die Haut unseres Freundes, und er stellte erstaunt fest, wie geil ihn das alles gemacht hatte.

Als der Fremde sich ganz schnell anzog und verschwand, ohne ein Wort gesagt zu haben, war er fast etwas enttäuscht. Nein, er war sehr enttäuscht, denn das, was er in seiner Hose spürte, verlangte eine ähnliche Behandlung. Aber nun war keiner mehr da im Saal, und so musste er sich selbst drum kümmern. Der Gedanke daran, dass er einen anderen Mann zum Höhepunkt gebracht hatte, wirkte dabei so anregend auf ihn, dass nicht lange dauerte, bis er seinen heißen Saft in das Taschentuch spritzte, an das er zum Glück in letzter Sekunde noch gedacht hatte. Denn sein Anzug musste für den geschäftlichen Abendtermin schließlich einwandfrei sein.

Gehorsam

Sie ist nervös. Die Stöckelschuhe und der kniekurze enge Rock hindern sie, so schnell vorwärts zu kommen, wie sie es gern möchte. Mit ihren Netzstrümpfen und ihrer gesamten Aufmachung zieht sie alle Blicke auf sich. Endlich erreicht sie das Hotel, das er ihr genannt hat. 2. Stock, Zimmer 214. Mit gestrafften Schultern und selbstbewusstem Blick am Portier vorbei, nur nicht den Anschein erwecken, als wüsste sie den Weg nicht. Geradewegs auf den Aufzug zu ... hinein ... geschafft. Sie zupft an der Frisur, leckt über die Lippen, sitzt der Rock? Das Herz klopft schneller, als sie den Flur entlang in Richtung Zimmer eilt. Ihr Mann hat sie dorthin bestellt. Er hat ihr nicht gesagt, wer oder was sie dort erwartet. Sie hat Anweisungen erhalten, was sie anziehen sollte, welches Parfum sie benutzen sollte. Genau wie er gesagt hat, ist die Zimmertür angelehnt. Durch den Türspalt sieht sie, dass der

Raum abgedunkelt ist. Ohne anzuklopfen tritt sie ein, schließt die Tür und steht in völliger Dunkelheit. Sie steht und wartet, so hat er es ihr aufgetragen. Sie nimmt hinter sich ein Geräusch wahr ... und spürt Arme, die sich von hinten um sie legen, leicht, sanft, streichelnd ... und doch bestimmend und fest. Hände umfassen ihre Brüste, suchen die Warzen, die sich gegen die Bluse abdrücken. Eine Hand wandert hinunter zu den Beinen ... und drückt die Schenkel auseinander ... sie soll breitbeiniger stehen. Wer ist das???? Ist es ihr Mann? Nein, sie spürt wenig Vertrautes ... oder doch? Sie darf nicht fragen, sie darf überhaupt nichts sagen. Sie versucht, am Atemgeräusch zu erkennen, ob es ihr Mann ist, aber bevor sie sich fest darauf konzentrieren kann, wird sie abgelenkt von etwas, das sich um ihren Hals legt ... ein Halsband! Ihre Augen werden mit einem Tuch verbunden, ihre Bluse wird aufgeknöpft und ausgezogen, der Rock ebenso und dann steht sie da, im BH, Straps, Netzstrümpfen und hohen Schuhen, die Augen verbunden und um den Hals ein Lederhalsband. Immer wieder gleiten seine Hände über ihren Körper, prüfend, tastend. Ihre Brüste werden zusammengedrückt, der feste Po wird geknetet, forschende Finger drängen sich zwischen ihre Schenkel und tauchen zwischen ihre Schamlippen, um gleich darauf wieder zum Po zurückzukehren und forsch die Backen auseinanderzuspreizen. Wie auf dem Sklavenmarkt kommt sie sich vor, sie wird geprüft, ob sie was taugt. Selbstbewusst spannt sie ihren Körper, richtet sich gerade auf, Brüste nach vorne, Hintern angespannt. Wer immer er auch sein mag - ihr Mann hat ihn geschickt, sie weiß, dass sie deshalb vertrauen kann und sie wird sich von der besten Seite zeigen, um ihm zu gefallen - für ihren Mann! Ob er auch da ist? Sie hofft es inständig. Sie hofft, dass er hier ist und alles beobachtet, kontrolliert. Angestrengt versucht sie zu hören ob noch jemand im Raum ist, aber das gefällige „Hmh" hinter ihr lenkt sie wieder ab. Sie wird von hinten am Halsband gegriffen und weiter in den Raum geführt, zum Bett, wo sie sich setzen soll. Eine Hand greift in ihr Haar, ihr Kopf wird zurückgebogen und ein Phallus bohrt sich zwischen ihre Lippen. Ihr Kopf wird festgehalten und das Ding wird weit in ihre Kehle geschoben, sie hat Mühe zu atmen und kämpft gegen den Würgereiz - aber er zieht immer rechtzeitig wieder zurück. Der Mann atmet heftiger, er stöhnt leicht. Ihre Hände ertasten seine Schenkel

... wenn sie doch endlich wüsste, ob ihr Mann anwesend ist. Sie will das nicht, sie will nicht einen fremden Penis im Mund haben wenn „ER" nicht dabei ist. Endlich lässt er sie los. „Bist du da??", fragt sie leise in den Raum ... keine Antwort, stattdessen packt der Fremde sie grob und stößt sie rücklings aufs Bett. Ihre Beine werden hochgehoben und gespreizt, Hände umfassen fest ihre Fesseln und ihre Scham liegt frei. Finger bohren sich in sie hinein ... sie stöhnt auf ... vor Schreck ... vor Schmerz, denn er ist grob ... und vor Lust. Sie kann sich gegen ihre eigene Lust nicht wehren. Sie spürt Hände, eine Zunge, Finger ... sie kann es nicht mehr unterscheiden. Ihr Kitzler wird zwischen zwei Finger genommen und lang gezogen, dann wieder macht sich eine Zunge daran zu schaffen und ihre Beine werden immer weiter auseinandergespreizt ... ihr wird bewusst: da ist noch jemand. Ihre Beine werden von einer anderen Person auseinander gehalten, als von dem Mann, der sich an ihren Schamlippen zu schaffen macht. Er ist doch da!!!!! Sie wagt es nicht, nochmal zu fragen, sie kommt auch gar nicht mehr weiter zum Denken, denn ihre eigene Lust und Geilheit schalten ihr Denken aus. Sie spürt einen nahenden Orgasmus, kann sich nicht genug fallen lassen, es geht nicht. Der

Fremde lässt von ihr ab. Auch ihre Beine werden nicht mehr festgehalten. Ihr wird bedeutet, sie solle sich umdrehen, auf alle Viere soll sie sich hinknien. Wieder spürt sie Finger, die an ihr herumfingern. Erst tauchen sie in ihre Grotte ... dann mit einem Ruck in den Hintereingang ... sie stöhnt auf ... er wird doch nicht!!!!!! Sie wird fest an den Hüften gepackt, ein Stück nach oben gehoben und dann spürt sie einen harten Schwanz der sich in ihre Möse bohrt. Eine Hand ... (ist „ER" es??) greift in den Nacken und drückt ihren Oberkörper nach unten. Der Mann hinter ihr fickt sie in harten schnellen Stößen. Sie kommt kaum dazu, ihre eigene Lust zu spüren, sie ist auch viel zu angespannt, um genießen zu können, aber sie kann und will es nicht verhindern, dass ihre Möse nass wird. Er fickt immer heftiger und sie ist nicht überrascht, dass er schon nach wenigen Minuten seinen Schwanz aus ihr herauszieht und mit einem langen Schrei auf ihren hochgereckten Po spritzt. Sie spürt Hände, die den Saft auf ihren Backen verreiben, der Griff in ihrem Nacken lockert sich und sie darf sich hinlegen. Auf den Bauch. Sie hört dass sich jemand anzieht ... und das Zimmer verlässt. Ruhe.

Sie rührt sich nicht. Sie hört jemanden atmen, nahe bei ihr. Ihr Rücken wird gestreichelt, Finger fahren sanft durch ihr Haar, das Tuch wird gelöst. Er knipst die Nachttischlampe an, und endlich kann sie sich sicher sein: ER ist da!!!! Er war die ganze Zeit da. Nackt liegt er neben ihr, lächelt sie an mit einer Mischung aus Stolz und liebevoller Zärtlichkeit. „Das hast du sehr gut gemacht", lobt er sie und nimmt sie fest in seinen Arm. Mit der anderen Hand streichelt er sie überall, er hakt ihren BH auf und zieht ihn ihr aus. Die Schuhe soll sie ausziehen, er rollt ihr die Strümpfe herunter und auch der Straps soll nun weg. Völlig nackt liegt sie nun vor ihm und ist ganz ruhig. Seine Hand lockt die Lust, ihre Beine spreizen sich und sie gibt sich ihm hin, voller Vertrauen. Sie spürt seine Hand, seine Zunge und fällt von einem Höhepunkt in den nächsten, sie kann nicht mehr unterscheiden, ob sie gerade einen Orgasmus hat oder ob sie schon auf den nächsten zusteuert. Wenn sie einen Orientierungspunkt braucht, um im Taumel nicht völlig den Halt zu verlieren, öffnet sie kurz die Augen um den nötigen Halt in seinen Augen zu finden. Sie ist so dankbar dafür, dass er sie mit dem Fremden nicht alleine gelassen hat, und ist gleichzeitig stolz auf sich selbst, dass sie diese Aufgabe bewältigt hat. Als er mit einem lauten und langem Schrei seinen Saft in sie spritzt, nimmt sie alles in sich auf - sie empfängt ihn, wenn er in ihre Arme fällt, sein Gesicht an ihrem Hals birgt und für einen kurzen Moment die Kontrolle abgegeben hat.

Gruppentanz

Ich will euch heute erzählen, was ich Geiles erlebt habe, als ich grad mal 18 Jahre alt war. Wenn ich zurück denke, bin ich heute immer noch der Meinung, dass dieses Erlebnis etwas ganz Unglaubliches war. Den heutigen 18-jährigen Mädchen sei gesagt, dass diese Geschichte nicht zur Nachahmung empfohlen werden kann, denn das Risiko wäre viel zu groß. Gewisse Gefahren haben auch damals bestanden, aber in meiner Naivität und vor allem in meiner grenzenlosen Neugier wurde mir das gar nicht bewusst. Aber bevor ich in Rätseln spreche, hier die Geschichte:

Ich war wie gesagt gerade 18 geworden. Volljährig! Ich hatte das Gefühl, die ganze Welt läge mir zu Füßen und warte nur darauf, von mir entdeckt zu werden. Mit meiner Freundin flog ich eine Woche „Partymachen" nach Mallorca. Dort war es so ziemlich unmöglich, die Tage und insbesondere die Nächte alleine, d.h. ohne Mann zu verbringen, und das wollten wir auch gar nicht. So ließen wir uns auf jedes Abenteuer ein, das sich uns in den Weg stellte. Am vorletzten Abend besuchten wir eine Disco, und schon bei unserem Eintreffen dort erregten wir die Aufmerksamkeit einer Gruppe junger Männer. Es dauerte nicht lange, da kam schon einer von ihnen auf uns zu. Sie hatten wohl den Hübschesten vor geschickt, denn er machte einen äußerst attraktiven Eindruck auf uns – beziehungsweise auf mich – denn in den Fängen meiner Freundin zappelte schon längst ein junger Holländer, und sie konzentrierte sich ganz darauf, sein drolliges Deutsch verstehen zu können. So blieb für den abgesandten Schönling nur ich übrig. Er fragte mich in Französisch, ob ich nicht mit rüber zu seinen Freunden kommen wolle. Mein Schulfranzösisch reichte gerade noch aus, um ihn zu verstehen. Er brauchte nicht lang zu bitten, schon fand ich mich inmitten der Gruppe junger Franzosen wieder.

Der Abend war lustig und ich tanzte mit jedem der Jungs, mal auch mit zweien gleichzeitig, dann waren plötzlich alle um mich herum auf der

Tanzfläche. Es ging eng zu, und so blieben Berührungen nicht aus. Ich genoss das Gefühl, von mehreren, es waren fünf, umschwärmt zu werden, und flirtete was das Zeug hielt. Beim Tanzen nahmen sie mich in die Mitte, und wohin ich mich auch drehte, immer strahlte mich einer von ihnen an. Immer näher kamen sie an mich heran, immer enger wurde der Kreis, immer kleiner wurde der Abstand zwischen uns. Bald berührte ich bei jeder Bewegung einen von ihnen und das Spiel begann mich zu erregen. Ich bewegte mich nun extra aufreizend, schwang die Hüften, berührte mit dem Po den Tänzer hinter mir, während ich dem vor mir tief in die Augen schaute. Ich spürte Hände auf meinem Körper, erst zaghaft, dann mutiger. Die Jungs waren nun ganz nah um mich herum. Mit jeder meiner Bewegungen berührte mein Körper die Männer, an denen ich bemerkte, dass sie auch ziemlich heiß geworden sind. Ich reizte die Situation noch mehr aus, denn ich begann, Küsse zu verteilen. Die Musik wechselte plötzlich, wahrscheinlich hat man unser Treiben beobachtet und beschlossen, dass jetzt langsamere Rhythmen gespielt werden müssten.

Unter dem Einfluss von irgendeinem Schmusesong, an den ich mich jetzt nicht mehr erinnern kann, verschmolzen wir sechs auf der Tanzfläche zu einem einzigen Knäuel. Die Jungs um mich herum, unsere Körper aneinander reibend, küsste ich sie alle nacheinander lang und innig. Während ich einen küsste, presste ich meinen Po an meinen Hintermann, umarmte die beiden rechts und links von mir und wandte mich dann dem fünften im Bunde zu, um ihn anschließend zu küssen. Ich genoss diese Situation sehr. Wie toll war es, so frei, so weiblich, so begehrt zu sein!

Die Situation heizte sich immer mehr auf, und als meine Hände weiter nach unten griffen, spürte ich, dass auch die Jungs von unserem Treiben hoch erregt waren. Na das war ja mal eine Sache. Fünf harte Kerle in greifbarer Nähe! Meine Tanzpartner fühlten sich durch mich ermutigt, nun ebenfalls ihre Hände über meinen Körper gleiten zu lassen. Ich konnte nicht unterscheiden, wer wohin griff. Ich fühlte nur überall tastende Finger, streichelnde Hände, und leckende Zungen. Denn mittlerweile schleckten alle fünf an mir herum. Mein Nacken wurde liebkost, meine Lippen abwechselnd geküsst, meine Schultern fühlten knabbernde Zähne ... und ich verlor mehr und mehr die Kontrolle über mich. Ob uns Leute zuschauten oder nicht, war mir völlig egal, kurz dachte ich mal daran, ob man uns wohl rauswerfen würde, wenn wir so weiter machten, aber seltsamerweise passierte das nicht. So ließ ich also alles geschehen, wurde immer erregter und kam immer mehr in eine Stimmung, die dann letztlich dazu führte, dass ich mich mitten auf der Tanzfläche völlig gehen ließ.

Ich ließ es zu, dass ich von mehreren Händen hochgehoben wurde. Einer griff mir unter die Oberschenkel, einer hatte mich fest um die Taille und ich fühlte mich schwebend in der Luft. Ich trug unter meinem Rock einen Slip, der anscheinend nicht im Weg war, als der Erste in mich eindrang. Ich hielt mich an irgendwem fest, aber das hätte ich gar nicht gebraucht, denn während einer von ihnen seinen Harten in mich schob, hielten mich die anderen vier sicher und fest. Er brauchte nur wenige Stöße, so aufgeheizt war er, bis er mit einem entrückten Gesichtsausdruck in mir kam. Schnell wechselte einer von denen, die mich gehalten hatten, die Position, und drang ebenfalls in mich ein. Ich bemerkte den Unterschied zu seinem Vorgänger, denn dieser hier füllte mich ganz aus. Ich stöhnte auf, der Ärmste dachte, er hätte mir wehgetan und zog sofort zurück. Ich wollte ihn auffordern, mir doch bitte wieder seinen herrlich großen Prügel zu geben, aber wie ich das in Französisch ausdrücken sollte, wusste ich beim besten Willen nicht. Aber er begriff es auch so und setzte nochmal an. Diesmal ging er vorsichtiger zu Werke, und vollendete dann trotzdem mit wenigen Stößen sein Vorhaben.

Die Musik hatte inzwischen wieder gewechselt, und begleitete die nächsten zwei mit harten schnellen Rhythmen. Beim Vierten konnte ich mich nicht mehr zurückhalten, meine Lust wuchs ins Unermessliche, und ich wollte nur noch eines: hergenommen werden, bis ich komme. Einer von den Jungs erkannte wohl, dass ich ohne weitere Hilfe nicht zum Orgasmus kommen würde und half nach. Während sein Freund in heftigen Stößen zu Gange war, fing er an, mit seinem Finger meinen Kitzler zu reiben. Da war es um mich und meine Beherrschung geschehen. Was für ein Glück, dass die Musik gerade in dem Moment lauter wurde, als ich meinen Orgasmus hinaus schrie. Dass die Jungs noch einmal wechselten und auch den Fünften an die Reihe kommen ließen, bemerkte ich kaum noch.

Wie benommen hing ich in den Griffen der Jungs, und ließ alles mit mir geschehen. Ich konnte mir später, als ich im Hotel unter die Dusche ging, nicht erklären, wie die Spermaspuren auf meine Brüste gelangt waren.

Die Jungs habe ich am nächsten Nachmittag, also am Tag vor unserem Heimflug am Strand wieder getroffen. Wir lächelten uns an, hatten aber keinen weiteren Kontakt.

Ich denke oft an dieses außergewöhnliche Sexerlebnis zurück und bin heute froh, mich getraut zu haben.

Heimlicher Zuhörer

Der Sommer ist zu Ende. Vorbei sind Sonntage am Baggersee, der Urlaub im Süden, laue, lange Sommerabende im Garten mit Freunden. Aber für mich gibt es trotzdem keinen Grund zur Traurigkeit, denn ich habe mein Glück gefunden. Schon vor einem Jahr zog eine neue Nachbarin ein. Ich habe sie dann erst mal lang nicht gesehen, ist doch ziemlich anonym in so einem Mietshaus. Irgendwann bin ich ihr dann mal im Treppenhaus begegnet, und war platt. Sie war Ende Zwanzig, quirlige braune Mähne, super Figur und ein schönes Gesicht. Wir haben irgendwas Belangloses hin und her geplänkert und schon war sie weg.

In den folgenden Monaten habe ich sie immer wieder mal gesehen, sie hatte nie einen Mann dabei, und daraus folgerte ich, dass sie Single sei, wie ich. Irgendwann mal war ich krankgeschrieben und zu Hause, nix Schlimmes, aber lang genug um mitzubekommen, dass die schöne Nachbarin wohl auch tagsüber zu Hause ist. Scheinbar ist sie arbeitslos, so dachte ich mir, oder sie ist auch krankgeschrieben.

Das Frühjahr kam, und damit die oft zitierten Frühlingsgefühle – auch bei mir. Mit meinen fünfunddreißig Jahren bin ich eben ein ganz normaler Mann und mir wurde bewusst, dass mein Bett dringend zu was anderem, als nur darin zu schlafen, benutzt werden wollte.

Eines Nachts dachte ich wieder mal sehnsüchtig an einen warmen weichen Frauenkörper, als ich von interessanten Geräuschen abgelenkt wurde. Ich hatte mein Schlafzimmerfenster geöffnet und was ich da hörte, brachte mein Blut erst recht in Wallung. Eine Frauenstimme stöhnte aus einem ganz eindeutigen Grund. Ich konnte sogar einige Worte verstehen, „schau dir meine Titten an", hörte ich und bedauerte es sehr, dass nicht ich es war, dem diese geile Aufforderung galt. Als heimlicher Zuhörer hatte ich keine Sekunde ein schlechtes Gewissen, sondern nutzte den Kick schamlos aus. Während die Unbekannte stöhnte und wimmerte und ab und zu mal Worte ausstieß, wie: „ich lauf gleich über", oder „spritz doch ab, du ..." (leider verstand ich nicht alles ganz genau), holte ich mir mit Genuss einen runter. Die geile Frauenstimme war nun auch verstummt, offensichtlich hat „er" alles richtig gemacht. Zufrieden schlappte ich danach zum Fenster, um es zu schließen und bemerkte Licht im Wohnzimmer der neuen Nachbarin. Auch sie hatte ihr Fenster geöffnet, sie hat die Szene wohl dann auch mitbekommen. Ob sie das auch so anregend fand?

Einige Tage, bzw. einige Nächte später das gleiche Spiel. Bei geöffnetem Fenster wurde ich erneut Zeuge einer offensichtlich heißen Nacht, und nachdem das dann einige Nächte so weiterging, wurde ich neugierig, aus welcher Wohnung die Stimme wohl kam. Es war ja immer nur eine Frau zu hören, entweder gehörte ihr Partner eher zur ruhigen Sorte, oder … ja … oder sie spielte mit sich alleine. Dass es noch eine dritte Möglichkeit gab, daran dachte ich in diesem Moment noch nicht. Jedenfalls ging das jetzt Nacht für Nacht so, meistens sogar einige Stunden lang.

Wow, die Frau hat Kondition, dachte ich mir, und meine Neugierde steigerte sich immer mehr. Mittlerweile war es Hochsommer geworden, und ich freute mich beinahe jeden Tag darauf, als heimlicher Zuhörer von der rattenscharfen Frau meine Lust anheizen zu lassen. Als Spanner fühlte ich mich nicht, sie hätte ja einfach ihr Fenster schließen können. Offensichtlich war es ihr egal, ob die ganze Nachbarschaft ihre Orgasmen mitbekam.

Dann kam der Tag der Erleuchtung. Der Mieter aus dem dritten Stock läutete an meiner Wohnungstür und wollte, dass ich meine Unterschrift unter eine Liste setze. Man wollte durchsetzen, dass der Mieterin gekündigt wird, die Nacht für Nacht ihr schamloses Treiben dem ganzen Stadtviertel vorführt. Schließlich sei man doch ein anständiges Haus, und viele haben ja auch Kinder. Und ob die ihr Gewerbe überhaupt angemeldet hat? Da könne man dann ja auch noch versuchen, sie beim Finanzamt anzuschwärzen. Jetzt wurde ich hellwach. Der Kerl sprach von meiner Lustspenderin und wusste offensichtlich, wer die Dame war, die mir heimliche Lustgefühle verschaffte. Und wieso Gewerbe?! Auf Nachfragen erfuhr ich dann Näheres und hatte Mühe, meinen Lachreiz zu unterdrücken, sonst hätte mich der moralisch gefestigte Herr Nachbar sicherlich für sittlich verdorben eingeschätzt. Naja … das bin ich wahrscheinlich auch.

Ich erfuhr, dass die Nachbarin, von der ich vermutet hatte, sie sei ohne Job, ihr Geld mit Telefonsex und mit der Webcam verdiente. Schlagartig wurde mir alles klar. Und mein Interesse an der Frau stieg ins Unermessliche. Einen PC habe ich ja auch, eine Webcam ebenfalls. Oder soll ich erst per Telefon …? Ich wollte auf jeden Fall mit dieser geilen Frau in Kontakt treten. Was für ein Glück, dass der langsam nervende Nachbar ihren Namen und vor allem die Telefonnummer hatte. Ich unterschrieb natürlich nicht und zog mir damit die Skepsis der ganzen Nachbarschaft zu, aber was soll´s.

Ich konnte den Abend kaum erwarten und wählte die Nummer, die ich mir von der Unterschriftenaktion abgeschrieben hatte. Beate, so heißt sie, meldete sich auch gleich. Aus verständlichen Gründen wollte ich nicht per Webcam mit ihr in Kontakt treten, denn dann hätte sie mich ja als ihren Nachbarn erkannt. Deshalb blieb ich beim Telefon und sie war einverstanden. Nachdem das Geschäftliche erledigt war, änderte sich ihre Stimmlage und sie hauchte mir Wörter ins Ohr, die mich sofort auf Hundert brachten. Das war vielleicht ein Luder, die wusste ganz genau, was Männer heiß macht.

Was sie nicht wusste, war, dass ich sie vom Fenster aus beobachten konnte. Sie saß in einer Art Negligé mit gespreizten Beinen auf ihrem Sofa, d.h. sie lag da mehr und spielte tatsächlich auch an sich herum, während sie mir die Hölle heiß machte. Der Funke zwischen uns sprang tatsächlich über und ich merkte an ihrer Stimme, dass sie selbst auch erregt war. Ob sie bei Kunden immer mitmachte? Ich dachte nicht lange darüber nach, sondern gab mich der Lust hin, die mich packte, während sie mir ins Ohr stöhnte und ich sie beobachten konnte, wie sie zwischen ihren Schenkeln herumfingerte.

Als ich ihr am nächsten Tag wieder im Treppenhaus begegnete, lud ich sie spontan ins Café ein. Sie sagte zu und wir verbrachten zwei Stunden miteinander, in denen uns schnell klar wurde, dass wir uns wieder sehen wollten. Als ich sie fragte, ob ich sie abends besuchen dürfte, war mir klar, dass sie nein sagte. Aber sie wolle gern zu mir kommen, und so geschah es dann auch. Seit diesem Abend sind wir ein Paar. Beate brauchte ein bisschen Zeit, um mir ihren „Beruf" zu nennen, und ihr Staunen war groß, als ich alles aufdeckte. Mittlerweile hatte ich Probleme damit, und war regelrecht eifersüchtig, wenn ich sie wieder hörte, wie sie anderen Männern am Telefon den Marsch blies, oder ihren wunderschönen Körper via Cam in die Welt schickte. Es brauchte dann noch ein, zwei Monate, bis sie bereit war, ihren Job an den Nagel zu hängen, sie zog bei mir ein, und wir sind sehr glücklich miteinander.

Und die Hausgemeinschaft ist auch wieder beruhigt, denn wir schließen beim Sex immer das Fenster.

Liebeswochenende

Seit gestern war es für ihn Gewissheit: er wurde Vater! Er freute sich über alle Maßen, schließlich hatten seine Frau und er schon lange darauf hingearbeitet. Jahrelang hatten sie es immer wieder versucht, sie hatten sich nach Kalender geliebt, nach der Temperaturmethode und nach den Anweisungen der Kartenlegerin seiner Sabine. Aber jeden Monat kam die Ernüchterung, seine Frau wurde einfach nicht schwanger. Und jetzt, wo sie es schon beinahe aufgegeben hatten, kam die erlösende Nachricht vom Frauenarzt. Sabine versuchte, es ihm vorsichtig beizubringen, sie war aber selbst so überwältigt von ihren Gefühlen, dass er gleich wusste, was sie ihm sagen wollte, als sie stotternd damit anfing.

Stefan freute sich riesig, das war ihm auch heute noch bewusst. Aber es mischte sich auch eine andere Empfindung darunter. Er staunte

nicht schlecht, als ihm klar wurde: er hatte Sehnsucht. Riesige Sehnsucht. Er hatte schon so viel
davon gehört, dass eine Frau sich verändert,
wenn sie Mutter wird. Und gerade das wollte er
nicht verlieren, die Frau in seiner Sabine. Das
geile, hemmungslose, lustvolle Weibsstück, das
sie war, als er sie vor sechs Jahren kennen gelernt hatte. Was hatten sie für heiße Liebes-
nächte miteinander. Und erst die Wochenenden.
Von Freitagabend bis Montagmorgen im Bett,
das war keine Seltenheit gewesen. Er sah das
alles in unerreichbare Ferne gerückt und obwohl
er voll und ganz hinter dem gemeinsamen Kin-
derwunsch stand, jetzt hatte er doch ein kleines
bisschen Zweifel, ob die nächsten Jahre wirklich
so glücklich werden würden.

Er musste sich was einfallen lassen, um Sabine sexuell bei Laune zu halten, das war ihm
klar und ihm kam auch schon eine Idee. Spontan
buchte er ein Zimmer in dem kleinen Landhotel,
in dem sie letztes Jahr ein heißes romantisches
Wochenende verbracht hatten. Mit Sekt und Pra-
linen im Gepäck entführte er seine Sabine schon
wenige Tage später in den kleinen Ort, der nicht
weit weg war. Sie staunte nicht schlecht, als sie

seine Absichten erkannte. Dass die letzten Monate alles was mit Sex zu tun hatte eher stressig und anstrengend gewesen war, hatte sie auch gemerkt. Sex nach dem Kalender, nicht wenn man Lust aufeinander hat ... das ist ein ziemlich großer Lustkiller. Als sie das gemütlich eingerichtete Zimmer betraten und Stefan ihr einen zärtlichen Kuss gab, fiel ganz langsam alle Anspannung der letzten Zeit von ihr ab. Sie fühlte sich in seinen Armen so geborgen und wohl wie schon lange nicht mehr. Sie war schwanger, ihr größter Wunsch sollte in Erfüllung gehen. Jetzt und hier könnten sie sich einfach lieben, so wie sie wollten. Dabei bräuchten sie keinen einzigen Gedanken an Eisprung oder fortpflanzungsfähige Samenzellen verschwenden. Nur ihre Lust, ihre Zärtlichkeiten füreinander standen im Mittelpunkt der bevorstehenden Stunden.

Bei diesem Gedanken wurde es ihr ganz warm ums ... nein nicht ums Herz, sondern um ihr Lustzentrum. Ihre Schenkel öffneten sich von selbst, sie drängte ihren warmen weichen Körper gegen seinen und ließ sich einfach in die Welle der Lust hineinfallen, die sie aus ihrem Innersten herausströmen fühlte. Oder war das nur einfach ihr eigener Lustsaft, den sie feucht zwischen den Beinen spürte?

Stefan empfand ähnlich wie sie, nur mit dem Unterschied, dass es in seiner Hose ziemlich eng wurde. Er wartete nicht, bis sie seine Hose öffnete, er zog sie selbst aus, schnell und unkompliziert. Schon stand er völlig nackt vor ihr, sein Penis stand voller Vorfreude schon in seiner ganzen Pracht und wartete darauf, von Sabine beachtet zu werden. Die war aber noch damit beschäftigt, sich ebenfalls nackt auszuziehen und kaum, dass sie zehn Minuten im Zimmer waren, lagen sie schon ineinander verschlungen auf dem breiten, einladenden Bett. Stefan wollte sich eigentlich Zeit lassen und Sabine ordentlich verwöhnen, aber sein steifer Prügel entschied anders. Er konnte sich einfach den Reizen seiner wunderschönen Frau nicht entziehen, sie roch so gut zwischen den Beinen, ihre samtweiche Haut war warm und verlockend, ihre Augen glänzten und funkelten und ihre Lippen küssten ihn unentwegt. Wie sollte er da warten können? Noch dazu spürte er ihre Hand an seinem Harten, sie wusste genau, was er brauchte und wie er es brauchte und in wenigen Minuten wäre er schon abschussbereit gewesen. Aber noch konnte er sich beherrschen, wenn es auch nur ein kleiner Aufschub war. Sanft schob er ihre Hand weg, sie murrte, denn das Handspiel mit seinem Riemen gefiel ihr. Aber seine Zunge an ihrer triefenden überreifen Pflaume gefiel ihr noch besser, und so wehrte sie sich nicht, als er ihre Schenkel auseinanderdrückte und mit dem Gesicht dazwischen abtauchte. Sie lehnte sich zurück, und genoss das wilde Spiel seiner Zunge, fühlte die leichten Schläge, das Lecken und Saugen und konnte bald nicht mehr unterscheiden, ob er gerade ihre Perle leckte, oder ihre Schamlippen bearbeitete. Ganz deutlich spüren konnte sie allerdings, als er ihr zwei Finger in die heiße Öffnung schob und bis zum Anschlag vorwärts trieb. Das war fast zu viel, denn auch sie war ausgehungert, nicht nur Stefan. Sie brauchte jetzt mehr, sie wollte ihn jetzt spüren.

„Komm ich brauch´s jetzt, mach´s mir!!", forderte sie ihn keuchend auf und heizte ihm damit gehörig ein. Sie wusste, wie er auf solche Worte reagierte und setzte noch eins drauf: „ Gib´s mir jetzt!! Ich will gefickt werden!! Komm doch endlich und besorg´s mir!".

Jetzt konnte er sich nicht mehr zurückhalten, er nahm ihre Beine über seine Schultern, spreizte ihre Schenkel dabei weit auseinander und drang mit seinem zum Platzen harten Pfahl ganz tief in sie ein. Sie war heiß, nass und geil. Er wurde von einer pulsierenden Lustgrotte empfangen, die ihm sofort jedes Denken unmöglich machte. Kaum nahm er noch ihre Worte wahr:

„Tiefer, tiefer ... schneller ... jaaaaaaa ... mach´s mir kräftig ... noch härter ... ohhhh". Ihr lautes Stöhnen, ihre heißen Worte und ihre gierige Möse machten ihn so geil, dass er sich nun alle aufgestaute Lust aus dem Leib vögelte.

In seinen Lenden brodelte es, er würde sicherlich bald in ihr explodieren, und das war genau das, was sie jetzt brauchte. Geschickt half sie mit ihrer Scheidenmuskulatur dazu, ihm das Gefühl zu geben, er würde ausgesaugt werden, gemolken werden, ausgepresst werden. Das war zu viel, er schleuderte mit einem langen und lauten Schrei seine Ladung mitten hinein in ihr Lustzentrum. Sie pumpte ihn aus mit ihren Muskeln, völlig leer kam er sich nach einigen wundervoll wonnigen Momenten vor.

Als er sich nach seinem Orgasmus erschöpft auf sie legte, sein nun halbsteifer Penis noch immer an seinem Bestimmungsort, flüsterte sie ihm ins Ohr: „wir sind aber noch lange nicht fertig".

„Nein mein Schatz, wir haben noch zwei ganze Tage für uns".

Morgenstunde

Vor wenigen Minuten war er aufgewacht, gerade noch rechtzeitig, um den Wecker auszuschalten, der pünktlich in 25 Minuten geklingelt hätte. Wie jeden Morgen. Seine Frau schlummerte neben ihm noch selig vor sich hin und er gab sich Mühe, sie nicht unnötig aufzuwecken.

Mit zärtlichen Gefühlen blickte er auf seine schlafende Frau. Sie lag auf der Seite, eingerollt mit angewinkelten Beinen. Ihre langen blonden Haare, die er so an ihr liebte, breiteten sich auf dem Kopfkissen aus, und ihr schönes Gesicht war im Schlaf völlig entspannt. Das Hemd, das sie trug, war etwas verrutscht und gab einen Teil ihrer linken Brust frei. Sein Blick blieb an der Brustwarze hängen, die leicht hervorgetreten war. Er musste sich beherrschen, um nicht mit der Fingerspitze darüber zu streichen, denn er spielte gar zu gern mit ihren Nippeln. Es faszinierte ihn immer wieder, wie sensibel sie reagierten. Jetzt, wo seine Frau friedlich schlief, hoben sie sich nur ganz leicht vom Busen ab. Nur eine kleine, weich erscheinende Erhebung, mitten in der hellbraunen, zarten Region um die Nippel herum.

Sacht blies er darüber, und obwohl seine Frau ungerührt weiterschlief, reagierte das kleine Knöpfchen sofort und richtete sich ganz leicht auf. Er wurde mutiger, und bevor das Wunderwerk wieder in sich zusammenfiel, blies er erneut einen kühlenden Luftstrom darüber. Wieder klappte es! Nun wollte er einige Momente warten, bis die Brustwarze wieder in sich zusammenfiel, aber da fiel nichts. Der Nippel blieb aufgerichtet.

Nanu, dachte er, schläft sie vielleicht gar nicht so fest, wie sie tut? Ihr Gesicht verriet keine Regung, und ihre Atemzüge waren tief und regelmäßig. Alles deutete auf festen Schlaf hin. Jetzt wollte er es genau wissen. Er leckte über seinen Zeigefinger und berührte mit der feuchten Fingerspitze das immer noch aufgerichtete Nippelchen. Und wieder erfolgte eine Reaktion. Eine harte Brustwarze ist doch etwas Geiles, dachte er, und vergaß seinen Vorsatz, seine Frau schlafen zu lassen. Er folgte seinem inneren Drang, mit der Zunge um den Warzenhof zu lecken, dabei immer wieder über den jetzt harten Nippel zu streichen. Zärtlich, aber doch fest umschloss er nun alles mit den Lippen und saugte daran wie ein Baby.

Jetzt war er sich sicher, dass seine Frau nur so tat, als ob sie schliefe, denn er wusste genau, wie sie sonst auf diese Behandlung reagierte. Es konnte nicht sein, dass sie nicht wach geworden war, aber er spielte das Spiel mit. Immer wieder küsste, leckte und saugte er an der prallen Knospe und genoss das Gefühl ihrer aufsteigenden Lust. Er schob die Bettdecke weg und widerstand seinem eigenen Verlangen, sie ganz fest an sich zu drücken. Stattdessen strich er den Saum ihres Nachthemdes nach oben, und legte ihren nackten Po frei. Immer noch ihre Brustwarze küssend und streichelnd, massierte er nun auch ihren herrlichen, prallen Hintern. Erst ging er ganz vorsichtig vor, dann wurden seine streichelnden Hände immer fordernder. Er begann, ihren hübschen und herausfordernden Po vorsichtig zu kneten, und vergaß dabei nicht, den nun wirklich total harten Nippel in seinem Mund zu saugen.

Da ... sie bewegte sich und er glaubte, einen leichten Anflug eines Seufzers wahrzunehmen. Er ließ sich nichts anmerken, stellte aber amüsiert fest, dass es wohl nicht mehr lange dauern würde, bis seine Frau aus ihrem selbst verordneten Dornröschenschlaf erwachen würde. Er wollte bereit für sie sein, wenn sie so weit sein sollte. Deshalb ließ er kurz von ihr ab, und streifte seine Shorts herunter, das einzige Kleidungsstück, das er trug. Jetzt erst bemerkte er, dass das alles an ihm, bzw. an seinem kleinen Freund nicht spurlos vorbeigegangen war. Er hatte schlicht und einfach einen ziemlich harten Ständer. Normalerweise würde seine Frau schon längst gierig danach gegriffen haben, und er sehnte sich nach ihren kundigen Händen, die ihn immer wieder in die richtige Stimmung versetzen konnten. Als er stattdessen mit der eigenen Hand ein paar schnelle Auf-und-ab-Bewegungen ausführte, bildete er sich ein, sie beim Blinzeln erwischt zu haben.

Er grinste in sich hinein und kniete sich so auf das Bett, dass sie durch ihre fast geschlossenen Augen genau sehen konnte, was er tat. Er machte seinen Kumpel groß und hart für sie. Mit schnellen Bewegungen schob er die Vorhaut vor und zurück und legte dabei immer wieder die pralle Spitze frei. Manchmal verharrte er in dieser Position, mit hervorquellender Eichel, den harten Prügel fest mit der Hand umschlossen. Er wusste, falls sie ihm zuschaute, dieser Anblick würde sie verrückt machen. Er täuschte sich nicht, ihr schneller werdender Atem verriet sie. Noch ein wenig wollte er die spannende Situation ausreizen und tat so, als fühlte er sich unbeobachtet. Mit zurückgelegtem Kopf und geschlossenen Augen machte er weiter, bis sich in seinen Hoden das wohlbekannte Gefühl eines herannahenden Orgasmus bemerkbar machte. Sein Riemen war jetzt zum Platzen hart und er konnte sich kaum noch beherrschen.

Als er die Augen öffnete, wurde er von einem Anblick überrascht, der ihn gleich noch geiler werden ließ. Sie lag nun mit offenen Augen da und schaute ihn lustvoll an. Ihre Hand lag zwischen ihren gespreizten Schenkeln. Sie hatte also klammheimlich mitgemacht, dieses kleine, geliebte Luder! Er überlegte kurz ... sollte er ihr seinen Harten in ihre Grotte schieben, oder ...

nein, diese Situation war so geil, das wollte er nicht zerstören.

„Jaaaa, mach`s dir", forderte er sie keuchend auf, denn er konnte sich kaum noch zurückhalten. Sie hatte kurz innegehalten, als sie sich von seinem Blick ertappt gefühlt hatte, aber nach dieser Aufforderung machte sie ungeniert weiter. Sie spreizte die Schenkel noch ein Stück mehr, damit er auch ganz bestimmt alles sehen konnte. Sie rieb immer schneller über ihr Lustzentrum und stemmte ihr Becken etwas höher. Er erkannte, dass sie kurz vor ihrem Orgasmus stand, sie stöhnte und keuchte.

„Komm, spritz mich voll", forderte sie ihn auf und drehte sich so, dass er direkt auf ihre Titten spritzen musste, wenn es ihm kommen würde. Das ließ er sich nicht zwei Mal sagen und mit einer letzten Steigerung seiner Lust ins Unermessliche spritzte er ihr die ganze Ladung auf die Brust. Er bemerkte gerade noch, wie auch sie sich aufbäumte, während sie wie wild zwischen ihren Beinen rieb. Gemeinsam stöhnten sie ihre Lust heraus, als sie gleichzeitig kamen.

Als alles vorbei war, küsste er sie zärtlich auf den Mund. Sie kuschelten sich noch ein Viertelstündchen aneinander, bis die Zeit zum Aufstehen gekommen war. Als er sie später beim Frühstücken vor den Kindern fragte, ob sie gut geschlafen hätte, lächelte sie ihn nur an.

Mutter und Tochter

Mit einer Gelassenheit, die dem bevorstehenden Ereignis völlig unangemessen war, traf er seine Vorbereitungen. Er wunderte sich selbst, wie ruhig er war, keine Spur von Nervosität bemerkte er. Das lag wohl daran, dass er das, was er jetzt vorhatte, seit Monaten geplant hatte. Jede Kleinigkeit hatte er sich hundert Mal durch den Kopf gehen lassen, alles in Erwägung gezogen, was schief gehen könnte und bei alldem musste er aufpassen, dass er sich gegenüber den beiden Damen nichts anmerken ließ, die in ca. 15 Minuten an seiner Tür klingeln würden.

Arglos, ahnungslos, sie würden keinen Schimmer haben, was ihnen gleich bevorstand. Er wollte ihnen nicht wirklich etwas antun, Gewalt lag ihm fern. Er achtete seine Mitmenschen, besonders die Frauen. Aber er konnte es nicht ungestraft stehen lassen, dass die beiden Frauen so ein mieses Spiel mit ihm getrieben hatten. Sie sollten jetzt einlösen, was sie ihm vor ein paar Monaten versprochen hatten und dann nicht einhielten. Sie hatten sich lustig über ihn gemacht, als er auf ihre Anzüglichkeiten einstieg, sich einwickeln ließ von ihren Verführungskünsten bis er wirklich überzeugt war, dass die attraktive Mutter und die süße Tochter es beide gleichzeitig auf ihn abgesehen hatten. Als er dann glaubte, es sei ihm erlaubt, den beiden unter Rock und Bluse zu fassen und noch mehr, wurde ihm ziemlich konsequent deutlich gemacht, dass seine Annäherungsversuche unerwünscht sind. Er verstand sich nicht als Frauenheld, aber mit Zurückweisungen konnte er ganz schlecht umgehen. Nach dem ersten Ärger wurde sein Ehrgeiz geweckt. Jetzt wollte er die beiden Frauen erst recht haben, und zwar gleichzeitig. Ob sie wollten oder nicht. Geschickt wollte er es anstellen, er wollte die beiden mit sanfter Gewalt dorthin bringen, wo er sie haben wollte, ohne dass sie Schaden nahmen. Sie sollten lediglich ihr Versprechen einlösen.

Ein letzter Blick über die Utensilien, die er bereit gelegt hatte. Tücher, Lederbänder, ein Stuhl scheinbar zufällig in die Zimmermitte gerückt. In der Schublade warteten Dildos in verschiedenen

Größen auf ihren Einsatz, Gleitcreme lag griffbereit daneben. Er überprüfte noch einmal, ob alle Fenster geschlossen waren, und schon klingelte es.

Obwohl er wusste, dass die Mittvierzigerin und ihre 23-jährige Tochter äußerst attraktiv waren, wurde er doch positiv überrascht. Die Ältere war in ein dunkles elegantes Kostüm gekleidet, enger kniekurzer Rock, taillierte Jacke, seidig glänzende Strümpfe und schmale Pumps mit hohem Absatz. Ganz Lady von Kopf bis Fuß. Die Tochter unterstrich mit ihrem leichten Sommerkleid ihre mädchenhafte Ausstrahlung, sie war sich aber sehr wohl bewusst, wie aufreizend sie gerade durch diese gespielte Unschuld wirkte. Er hatte es schon beim ersten Kennenlernen an ihrem Blick gesehen: Dieses kleine Luder hatte mehr Erfahrung als sie zeigen wollte. Nun … heute würde sie um eine weitere Erfahrung reicher werden.

Eine Einladung zu Kaffee und Kuchen hatte er vorgegaukelt und vorerst spielte er noch den perfekten Gastgeber. Warum die beiden Frauen zu einem fast fremden Mann zum Kaffeetrinken in dessen Wohnung gehen wollten, überlegte er sich nicht, zu groß war seine Genugtuung gewesen, als die Mutter für beide zugesagt hatte.

Nun saßen sie in seinem Wohnzimmer, jede ein Tässchen Kaffee in der Hand und machten Konversation. Der Blick der Älteren schweifte dabei unauffällig durch das Zimmer. An dem einzelnen Stuhl in der Mitte des Zimmers blieben ihre Augen mehrmals hängen, und der kurze Blick, den Mutter und Tochter daraufhin wechselten, fiel ihm nicht auf. Sandra, die Tochter, stellte ihm unvermittelt die Frage, die er zwar erwartete, ihn aber dann doch fast aus dem Konzept gebracht hätte: „wozu ist der Stuhl?".

„Möchtest du dich draufsetzen? Man sitzt äußerst bequem, ich habe ihn erst gekauft, und ich habe noch keinen festen Platz für ihn", gab er schnell zur Antwort.

Sandra stand auf, berührte im Vorbeigehen wie unabsichtlich seinen Arm, und bewegte sich äußerst lasziv bei den wenigen Schritten zum Stuhl. Sanft legte er ihr seine Hände auf die Schultern und dirigierte sie dorthin, wo er geplant hatte. Der leichte Druck seiner Hände gab ihr zu verstehen, dass sie sich setzen sollte. Nun musste er schnell handeln, tagelang hatte er es geübt, und deshalb klappte es nun wie am

Schnürchen. Blitzschnell hatte er mit den weichen Lederbändern ihre zarten Handgelenke an die Stuhllehnen gebunden. Ihre Augen waren weit aufgerissen, und ihrem erschreckten Schrei folgte sofort ein zweiter. Während der Schrecksekunde der Mutter band er auch um die Fußgelenke der Jüngeren Lederbänder, bevor diese sich mit Fußtritten hätte wehren können.

„Was soll das?!", die Stimme der Mutter überschlug sich fast vor Entsetzen, Wut und Überraschung.

„Keine Sorge, euch passiert nichts", versuchte er, den beiden etwas Sicherheit zu vermitteln. „Wir zeigen deiner Kleinen jetzt mal, wie erwachsene Leute ficken", er provozierte bewusst.

Ihm war klar, er musste schnell handeln, bevor die Frauen begriffen, was mit ihnen geschah, musste er die Geilheit zumindest der Mutter herausgelockt haben. Er verlor keine Zeit, mit sanfter Gewalt zog er die Mutter an sich, presste seine Lippen auf ihren Mund und schob seine Zunge beherrschend zwischen ihre Zähne. Dabei umfasste er eine ihrer großen Titten, die prall die Bluse füllten. Überrascht spürte er, dass sie nachgab.

„Jetzt schon?", dachte er kurz, aber er freute sich, denn dann wurde das Ganze nicht so kompliziert wie er befürchtete. Er stieß auch auf keinerlei Widerstand, als er ihre Jacke auszog, dann die Bluse, den Rock. Sie trug schöne Dessous, die halterlosen Strümpfe forderten seine Hände heraus und er tastete sich an dem Stück nacktem Schenkel entlang bis zur Stelle zwischen ihren Beinen, die ihn mehr als bereit erwarteten.

Irgendwie kam ihm das seltsam vor, auf so wenig Protest zu stoßen. Auch von Sandra kam kein Ton. Als er sich ihr zuwandte, glaubte er in ihren Augen aufkommende Geilheit zu sehen. Sie trug unter ihrem Kleidchen nur einen dünnen Slip, es fiel ihm leicht, mit einem zielstrebigen Griff zwischen ihren Beinen den Stoff zur Seite zu schieben. Als Sandra ihre Schenkel öffnete, wurde ihm schlagartig klar, dass die beiden Damen wohl genau gewusst hatten, was sie hier erwartete. Sie kamen ganz bewusst, um Sex mit ihm zu haben. Diese Erkenntnis traf ihn wie ein Schock, sein Siegerfeeling erhielt einen gehörigen Dämpfer und das brachte ihn kurzfristig ins Schleudern.

Genau diesen Moment hatten die beiden Damen kalkuliert und sie nützten die Situation nun aus. Er war vor der Tochter in die Hocke gegangen, um leichter unter ihr Kleid greifen zu können. Plötzlich fühlte er einen harten Griff in seinem Nacken und die bestrumpften Beine der Mutter rechts und links von seinem Oberkörper. Beinahe rittlings hockte die Ältere auf seinem Rücken, er auf allen Vieren vor den geöffneten Schenkeln von Sandra und schlagartig wurde ihm klar: der Spieß wurde einfach umgedreht!

In seinem Kopf drehte sich alles, diese Luder! Sie hatten genauso alles geplant wie er selbst. Seine Geilheit siegte, die Lust begann ihn zu beherrschen und so fügte er sich in die Rolle, die ihm zugedacht war. Er begann, die feuchte Spalte hingebungsvoll zu lecken, bis Sandra sich auf dem Stuhl wand vor Lust. Die folgenden Stunden kamen ihm vor wie ein Traum. Er befolgte Befehle, ihm wurden die Augen verbunden, er musste leichte Schläge erdulden. Er fühlte sich wie ein Lustsklave. Irgendwann empfand er so etwas wie dankbare Lust, dass er den beiden Frauen dienen durfte.

Sandra war längst nicht mehr an den Stuhl gebunden. Die beiden machten sich an ihm zu schaffen, schoben sich seinen harten Penis abwechselnd in alle Öffnungen, spielten mit ihm bis er mehrmals kurz davor war, seinen heißen Saft zu spritzen. Er leckte mal die eine, dann die andere, er fühlte harte pralle Nippel zwischen seinen Lippen und saugte gierig daran. Er spürte einen heißen Mund an seinem zum Platzen harten Riemen, während seine fordernde Zunge an einer Pospalte entlang leckte.

Er spürte, dass er nicht mehr lange dem Befehl, nicht spritzen zu dürfen, folgen konnte. Bei aller Mühe, die er sich gab, war es dann so weit, er konnte gar nichts mehr beeinflussen, als er das Brodeln in seinem Unterleib spürte. Er wusste auch nicht, zu welcher der beiden Frauen die Brüste gehörten, auf die er seine Fontänen schoss. Erst später wurde ihm bewusst: es war Sandra, die Tochter, die ihm ihre festen Titten entgegen gehalten hatte.

Als alles vorbei war, mussten alle drei lachen. Ob sie wieder zum Kaffee kommen möchten? Aber ja, schließlich haben wir erst angefangen!

Nachts im Zug

Sie hatte den Nachtzug genommen, ihr Terminplan war eng, und so konnte sie Zeit sparen. Im abgedunkelten Abteil war sie die Einzige. Das war ihr sehr recht, denn so war die Aussicht größer, ein bisschen schlafen zu können.

Gerade war sie dabei, einzudösen, als sie auch schon wieder aufgeschreckt wurde. Ein Mann, Mitte vierzig, hatte die Abteiltür geöffnet. Ohne zu fragen, ließ er sich auf dem Sitz ihr gegenüber nieder. Zunächst war sie über so viel Unhöflichkeit empört. Als er aber ziemlich schnell die Augen schloss und den Eindruck erweckte, als ob er nur seine Ruhe haben wollte, beruhigte sie sich wieder. Sie betrachtete den Fremden. Seine Hände hatte er lässig auf den Oberschenkeln zusammengefaltet. Er sah gut aus für ihren Geschmack. Dann dachte sie erst einmal nicht mehr über den Mitreisenden nach, denn ihre Augen fielen zu und schon bald schwebte sie im

Dämmerzustand zwischen Wachen und Schlafen. Das gleichmäßige Rattern des Zuges begleitete ihre Träume.

Die streichelnden Hände auf ihren Knien wurden ihr erst wirklich bewusst, nachdem sie dort schon einige Zeit gelegen haben mussten. Ihr erster Abwehrreflex erstickte im Keim, denn außer ihrem Schreck empfand sie auch noch … ja … was? Sie wagte es nicht, ihre Augen zu öffnen, und tat so, als ob sie schliefe. Die Hände, die Hände des Fremden, massierten mit leichtem Druck nun bereits ihre Oberschenkel. Sie trug einen Rock und keine Strumpfhosen. Seine Berührungen trafen also direkt auf ihre Haut, wo sie ein prickelndes, warmes, angenehmes Gefühl erzeugten. Sie wusste nicht warum, aber sie ließ ihn gewähren. Lange dachte sie aber auch nicht mehr darüber nach, ob sie die Zudringlichkeiten abwehren müsste. Ehe es ihr richtig bewusst wurde, ließ sie sich einfach in dieses wunderbare Gefühl aufsteigender Erregung hineinfallen.

Die streichelnden Hände bewegten sich nun langsam über die Oberschenkel. Als ihr Rock ein Stück höher geschoben wurde, hob sie ein bisschen den Po, um Hilfestellung zu leisten. Dabei spreizte sie die Schenkel ein Stück, immer noch die Augen geschlossen und darauf bedacht, schlafend zu wirken. Als sie an den Innenseiten der Schenkel kurze, zarte Zungenstriche spürte, verlor sie für einen Moment die Beherrschung und ihrem halbgeöffneten Mund entkam ein Seufzer. Die leckende Zungenspitze folgte den Händen, die nun etwas fester ihre Schenkel massierten.

Nicht aufhören … dachte sie nur noch. Jeder Zentimeter, den sie freigab, indem sie die Beine immer weiter spreizte, wurde sofort von Händen und Lippen begrüßt. Die Wechselwirkung von festem Griff und zarter Zunge machte sie wahnsinnig. Ihre Erregung stieg und stieg und sie hatte nur einen Gedanken: weiter weiter weiter. Sie hatte allergrößte Mühe, ihren schneller werdenden Atem, ihr Keuchen und ihr Stöhnen zu unterdrücken, denn sie wollte weiter passiv bleiben und einfach alles geschehen lassen, als scheinbar Schlafende.

Das Zittern ihrer Schenkel hätte sie beinahe verraten. Der drängende Wunsch, seine Hände, seine Zunge dorthin zu leiten, wo sie ihre Lust am deutlichsten spürte, war kaum noch zu kontrollieren für sie. Der Druck seiner Hände wurde deutlicher und erleichtert spürte sie, wie ihre

Schenkel sanft aber bestimmt auseinander geschoben wurden. Nur zu gern folgte sie dieser Aufforderung und spreizte die Beine weiter, als der Fremde ihr vorgab. Lust, Begierde, ihre Empfindungen waren stärker als ihre Vorsicht. Sie seufzte, hätte beinahe hinunter in den Haarschopf des Mannes gegriffen, der in ihr solches Verlangen weckte. Sie hob ihr Becken den Fingern entgegen, die ihren Slip beiseite schoben.

Endlich wurde sie an ihrer feuchten, verlangend pulsierenden Stelle zwischen ihren Schenkeln berührt und gestreichelt. Fremde Finger erkundeten ihr Lustzentrum, teilten die Lippen, strichen mit sanftem Druck über ihre Lustperle. Als ihre empfindlichste Stelle zwischen zwei Fingerkuppen genommen wurde und mit genau dem richtigen Druck massiert wurde, war es mit ihrer Beherrschung vorbei. Gerade noch rechtzeitig, bevor sie sich durch ihr Stöhnen verraten hätte, ließ der Mann von ihr ab und sie konnte sich kurz erholen. Aber sofort wurde sie in die nächste Lustwelle geworfen, denn ihre unteren Lippen wurden nun von kundigen Fingern geteilt während sie seinen Atem über ihre Lustperle streichen spürte. Sie hob ihr Becken an, um bereitwillig zwei Finger einzulassen. Tief, ganz tief drangen sie in ihre gierige Höhle ein, und als sie ganz in ihr waren, hatte sie das Gefühl, völlig ausgefüllt zu sein. Die fordernden Finger in ihr bewegten sich und erforschten alle ihre empfindsamsten Stellen. Sie konnte nun beim besten Willen nicht mehr ruhig bleiben, ein leises Stöhnen konnte sie nicht verhindern.

Ihre unbändige Lust, ihre aufgestaute Geilheit ergoss sich über seine Finger und sie genoss das Gefühl der ersten Wellen eines aufsteigenden Orgasmus. Noch nicht. Es war ihr noch nicht vergönnt. Ihr Lustspender wollte sie erst noch ein wenig genussvoll leiden lassen. Immer noch arbeiteten die Finger in ihr, glitten heraus und hinein, die Finger spreizten ihre innere Muskulatur auseinander, die sich im letzten Krampf vor dem Orgasmus zusammen gezogen hatten. Sie krallte ihre Finger in die Sitzfläche, um sich nicht zu verraten durch lautes Stöhnen.

Ohhhh! Jetzt endlich! Die Zunge am Kitzler! Ihr Lustzentrum wurde geleckt, gesaugt, umkreist, massiert, lang gezogen, gezupft und wieder geleckt, während die Finger wenige Zentimeter dahinter den Aufruhr ihrer Gefühle perfekt machten.

Sie konnte nicht mehr. Ein lautes Stöhnen kam aus ihrem Mund, sie fühlte nur noch Lust und Begierde. Den unvermeidlichen Orgasmus wollte sie noch hinaus zögern ... tief atmen ... warten ... warten ... ohhh ... noch nicht ... es geht nicht mehr ... jaaaaa ... jeeetzt!!!!! Alles ließ sie los, folgte ihrer Lust, genoss die Wellen des Höhepunktes, ließ sich mit ihnen weit fort tragen und verlor jedes Gefühl für Zeit und Ort. Unendlich lange erschienen ihr die Zuckungen ihres Körpers, bis sie endlich, erschöpft und zufrieden, in ihren Sitz zurück sank.

Oh wie gut es ihr jetzt ging! Ihre Augen waren die ganze Zeit geschlossen gewesen. Jetzt riskierte sie ein Blinzeln. Erschrocken riss sie die Augen auf. Der Platz ihr gegenüber war leer! Das ganze Abteil war leer! Wo war der Fremde? Da war niemand! Hatte sie das alles nur geträumt? Sie blickte an sich herunter, der hochgeschobene Rock entblößte ihre Oberschenkel, und ein Griff zwischen ihre Beine ließ sie die Spuren der soeben erlebten Lust spüren. Sie war verwirrt ... aber nanu ... was lag da? Dort, wo in ihrem Traum soeben noch der Fremde gesessen hatte, lag unübersehbar eine – seine – Visitenkarte!

Natursekt

Neulich belauschte ich rein zufällig ein Gespräch zwischen zwei Männern. Es war keine Absicht, wirklich! Die beiden konnten nicht wissen, dass im Fitnessstudio die Handwerker eine Woche vorher einen Schaden in den Duschräumen behoben hatten und dabei wohl eine kleine Lücke in der Wand zwischen Damen- und Herrenduschen vergessen hatten zu schließen. Ich bemerkte es ja selbst erst, als ich Männerstimmen hörte.

Zunächst interessierte es mich nicht besonders, was die beiden da sprachen. Männergespräche eben, dachte ich. Wahrscheinlich Sport, oder irgendwas über den Job. Aber als ich einen Wortfetzen aufschnappte, der mich nahezu elektrisierte, hörte ich dann doch genauer hin und hoffte, dass ich noch lange alleine in der Damendusche sein werde.

„Pisse … geil … spritzen …", das waren die Worte, die mich sofort aufmerksam werden ließen. Ich hörte, wie einer der beiden offensichtlich dem anderen ein ganz besonderes erotisches Erlebnis erzählte und wunderte mich, worüber Männer sich unterhalten. Ich dachte, nur wir Frauen erzählen unserer besten Freundin, wie und wo und wie oft wir mit unserem Freund vögeln, aber Männer machen das offensichtlich genauso.

Ich beschloss, etwas genauer hinzuhören, denn nun war ich neugierig geworden, und wollte schon genau wissen, wer da wem die Pisse wohin gespritzt hat. Wow! Ein geiler Gedanke, schon öfter hatte ich die Versuchung gespürt, meine volle Blase vor dem Sex nicht zu entleeren, sondern es einfach darauf ankommen zu lassen, was passiert, wenn ich vor lauter Lust und Geilheit das Wasser nicht mehr zurück halten kann. Aber jedes Mal dachte ich, das müsste ich doch erst mit meinem Freund besprechen, denn was wäre, wenn er darauf überhaupt nicht steht? Nun hörte ich also sozusagen aus erster Hand, wie ein Mann auf den Natursekt seiner Sexpartnerin reagiert.

„Ich musste sie erst dazu überreden", hörte ich. „Sie hatte Bedenken, dass es mich davor ekeln würde und außerdem wollte sie eine Riesensauerei im Bett vermeiden. Aber als ich ihr vorschlug, an den Badesee zu fahren, an unsere abgelegene Stelle, wo wir sowieso immer FKK machen, war sie einverstanden. Schon auf der Fahrt dorthin merkte ich, dass sie unendlich geil war. Sie trug kein Höschen und so konnte ich während der Fahrt immer wieder mal an ihre feuchte Muschi greifen."

„Sowas müsste mir auch einmal passieren", warf der andere ein. „Meine Frau ist nicht dazu zu bewegen, mal ihren Slip weg zu lassen, wenn wir ausgehen."

„Hör zu", fuhr der Erzähler fort, „wir wissen nicht, wie lange wir hier noch ungestört sind. Also lass mich schnell fertig erzählen."

„Okay."

„Als wir da waren, wollte sie pinkeln, aber ich ließ sie nicht. Sie bettelte mich förmlich an, aber ich erlaubte es ihr nicht. ‚Ich kann es aber nicht mehr lange halten', jammerte sie und hatte keine Ahnung, wie mich das anmachte. Das Wissen, dass sie gleich mit aller Gewalt versuchen würde, dem Druck zu widerstehen, die Pisse zurück zu halten und dabei ihren Orgasmus noch intensiver erleben lassen würde, machte mich so geil, dass ich mich gleich auf sie stürzte. Ich riss ihr förmlich die Klamotten vom Leib und fingerte erst ein bisschen an ihr herum. Ihre Schamlippen waren dick und geschwollen und ihr Kitzler erst! Ich konnte nicht lang widerstehen und fuhr ihr mit der Zunge durch ihre heiße Spalte. Ich hörte sie japsen und spürte, wie sie bereits unten alles zusammen zwickte. Wenn ich sie zum Orgasmus lecken wollte, musste ich mich beeilen, denn ich hatte das Gefühl, dass sie wirklich nicht mehr lange warten konnte, bis das nasse Zeug aus ihr herausspritzen würde. Sie wand sich und wimmerte, seufzte und stöhnte gleichzeitig und ab und zu kam ein hilfsloses ‚Ich kann nicht mehr'. Meine Zunge trommelte auf ihren Kitzler ein und ich machte mich auf alles gefasst."

„Wow", der andere war hörbar beeindruckt.

„Ich wusste, dass es nur noch Sekunden sein könnten, bis zu ihrem Orgasmus, und ich wusste auch, wie sie sich jetzt fühlte. Sie sehnte sich die doppelte Erlösung herbei. Der Orgasmus war kaum noch zu unterdrücken, aber sie wusste wohl, dass sich dann auch die Blase entleert ohne dass sie darauf Einfluss haben wird. Der Druck der vollen Blase war ihr aber so unerträglich, dass sie sich auch diese Erlösung herbei sehnte und es wird ihr bestimmt jetzt in diesem Moment der höchsten Not völlig egal sein, dass sie in meiner Gegenwart ihre Pisse herausspritzt."

Etwas atemlos hörte sich seine Stimme an, während er seine heiße Story erzählte.

Als der andere Mann einwarf: „das hört sich vielleicht gut an", bemerkte ich auch an dessen Stimme eine gewisse Erregung und ich musste lächeln. Denn mich ließ das Ganze auch nicht kalt und ich konnte es nicht glauben, dass ich das Glück hatte, immer noch alleine im Duschraum zu sein. Trotzdem hätte ich beinahe verpasst, als der Erzähler mit seiner Geschichte fortfuhr.

Offensichtlich war er jetzt dabei, ihren Orgasmus zu beschreiben, denn ich hörte ihn: „sie zuckte und bebte, und schrie so laut, dass ich kurz Sorge hatte, dass wir vielleicht gehört werden. Aber das war mir schnell egal, denn dann passierte es! Sie war einen Moment lang still und versuchte wohl einen letzten kurzen Augenblick, es zurück zu halten, aber ich wusste ja, dass sie das nicht kann. Und dann spritzte sie ihre Pisse mit einem mächtigen Strahl heraus. Mir mitten ins Gesicht. Warm und kräftig traf es mich. Erlöst seufzte und stöhnte sie fast mehr und stärker, als wenige Sekunden vorher, als ihr Orgasmus begann. Ich fühlte und hörte es vor allem, wie erleichtert sie sich fühlte und mit welcher Wonne sie einfach alles rauslaufen ließ. Ich hielt meine Hand auf ihrer Muschi und spielte mit ihrem Urin, ließ ihn mir zwischen den Fingern durchlaufen und war mächtig stolz auf sie, dass sie wirklich so eine große Menge in ihrer Blase hatte speichern können."

„Hast du dich nicht geekelt?", warf der andere kurz ein.

„Keinen Moment. Der Druck des Strahls ließ langsam nach und sie pinkelte nur noch leicht sprudelnd die letzten paar Tropfen über meine Hand."

„Das möchte ich auch mal erleben", hörte ich den anderen atemlos antworten, und er sprach mir aus der Seele. Genauso hatte ich mir das immer vorgestellt, dass der Druck der vollen Blase die Lust verstärkt, und dass letztlich das Pinkeln wie eine Erlösung ist und den Orgasmus noch geiler macht. Das muss ich unbedingt ausprobieren, nahm ich mir vor, vielleicht erstmal alleine, um das Gefühl kennen zu lernen.

„Komm mit raus, lass uns noch was trinken gehen, dann erzähl ich dir weiter, hier sind wir nicht mehr lange ungestört", hörte ich und war etwas enttäuscht, denn die Fortsetzung hätte ich noch gerne gehört. So musste ich meine Fantasie spielen lassen, was mir noch nie schwer gefallen ist.

Leider war dann die kleine Lücke in der Wand zwischen den Duschräumen bei meinem nächsten Besuch geschlossen.

Paul und der Neue

Dieser Tag würde wohl nie zu Ende gehen! Schon als sie morgens durch den Wecker unfreiwillig aus ihren Träumen gerissen wurde, hatte sie dieses Gefühl, welches sie in den letzten Wochen immer häufiger spürte: Sehnsucht. Nicht die Sehnsucht, über die man in kitschigen Liebesromanen lesen konnte, sondern richtig konkrete Sehnsucht nach nasser Lust, geöffneten Schamlippen, geschwollenem Kitzler und Orgasmus.

Als Single hätte Nicole keine Probleme gehabt, einen Partner für eine Nacht, oder vielleicht auch für zwei, zu finden. Mitte Dreißig, hübsches Gesicht mit verheißungsvollen Augen, gute Figur, sie hatte alles, was frau braucht, um einen Mann anzumachen. Aber sie hatte momentan keine Lust auf komplizierte Beziehungsgeschichten, und One-Night-Stands lagen ihr auch nicht besonders. Aber sie hatte ja Paul. Paul war immer da, wenn sie ihn brauchte und ließ sich die restliche Zeit sozusagen auf die Wartebank setzen. Er brauchte selbst nahezu keine Zuwendung, und verrichtete seinen Job bei ihr immer mehr als nur zufriedenstellend. Und das Beste: sie hatte ihn völlig in der Hand.

Paul, so nannte sie ihren Vibrator, den sie seit ein paar Monaten griffbereit in der Nachttischschublade aufbewahrte. Paul war nicht einfach nur ein Vibrator, Paul war ein Lustspender, der vibrieren, rotieren und stoßen konnte. Außerdem hatte er eine Größe, die frau bei einem Mann nicht so oft findet. Satte 30 cm maß er in der Länge und er war so dick, dass Nicole gerade so mit der Hand um ihn herumgreifen konnte. Und er hatte noch etwas, das ihn von einem Mann unterschied: eine Fernbedienung. Seit sich Nicole mit Paul vergnügte, vermisste sie zwar hin und wieder zärtliche Streichelhände oder starke Männerarme, in die sie sich nach dem Orgasmus hinein kuscheln könnte, aber frau kann schließlich nicht alles haben. Momentan war sie völlig zufrieden und glücklich, denn sie konnte sich die herrlichsten Orgasmen selber holen, wann immer sie wollte und so oft sie wollte.

Nur gestern Abend, da versagte Paul. Der Arme konnte aber gar nichts dafür, denn er hatte keinen Saft mehr. Übrigens auch hier ein Unterschied zwischen Paul und einem Mann: Paulchen kann mit einer frischen Batterie wieder Leben eingehaucht werden ... Aber Nicole hatte alle verbraucht, und vergessen, welche zu kaufen. Zunächst glaubte sie, dass irgendwo im Haus doch wohl eine rettende Ersatzbatterie zu finden sein müsste, aber weder die Fernbedienung vom Fernseher noch die Batterie in der Taschenlampe, die sie erst nach längerem Suchen fand, konnte helfen. Sie hatten alle nicht das richtige Format. Jetzt könnte man ja annehmen, dass sich Nicole auch ohne Batterie mit Paul vergnügen hätte können, aber ihr war vorübergehend die Lust vergangen. Aufgehoben ist nicht aufgeschoben, morgen ist auch noch ein Tag, so dachte sie, und ging unbefriedigt schlafen.

Das war gestern gewesen. Nun hatte sie schon den halben Arbeitstag hinter sich und wartete auf die Mittagspause, denn da wollte sie schnell in den Laden nebenan und dort neuen Saft für Paul (und für sie) kaufen. Spontan wollte sie morgens vor dem Verlassen der Wohnung Paul in ihre Handtasche stecken, damit sie gleich sehen konnte, ob sie die richtigen Batterien gekauft hätte, aber dieses Vorhaben scheiterte an seinen gigantischen Ausmaßen. Aber die Idee fand Nicole grundsätzlich nicht schlecht, so ein handliches Paulchen für die Handtasche ... der Gedanke verfolgte sie nun schon den ganzen Vormittag. War da nicht ein paar Straßen weiter ein Sexshop? Könnte sie es wagen, mittags dorthin zu gehen, ohne irgendwelchen neugierigen, süffisant grinsenden Kollegen zu begegnen? Naja, dachte sie, die wären ja dann ebenfalls nicht darauf erpicht, dort gesehen zu werden, außerdem war der Reiz der Versuchung größer als ihre Bedenken, wie so oft.

So lenkte sie ihre Schritte mittags in den Laden für Erotikbedarf, wie außen zu lesen war. Mutig und selbstbewusst trat sie ein. Das Regal mit den Sex-Toys war schnell gefunden und nahm sofort ihre ganze Aufmerksamkeit in Anspruch. Überrascht entdeckte sie Pauls Zwillingsbruder, das ist ja praktisch, dachte sie, da könne sie ja gleich bei der Verkäuferin nach der richtigen Batterie fragen. Die Vielfalt der Spielzeuge machte ihr die Wahl schwer und sie behalf sich erstmal damit, nur die kleineren, handlicheren Geräte zu betrachten, denn sie wollte ja einen Lustspender, den sie überall mit hinnehmen könnte. Ihr Blick fiel auf einen kleinen Dildo, der für ihr Vorhaben perfekt zu sein schien. Er war ohne Batterie zu betreiben, passte der Länge nach bequem in ihre Hand und war trotzdem nicht zu klein für ihre unruhige Stelle zwischen ihren Schenkeln. Kurz entschlossen kaufte sie ihn, und frische Batterien für Paul dazu.

Wieder zurück im Büro lächelte sie ständig vor sich hin. Wenn die spießigen Kollegen wüssten, was sie in ihrer Handtasche hatte! Sie konnte den Feierabend kaum erwarten, und widerstand ihrem Drang nicht lange, mit ihrem neuen kleinen Freund mal kurz zur Toilette zu gehen. Nur mal ausprobieren, wie gut er hineinpasste, wie er sich in ihr anfühlte, und ob er ihr gut tat. Feucht genug war sie ja schon, denn die Aktion im Sexshop und das Wissen, dass sie ihren neuen Freudenspender griffbereit hatte, hatte ihre Fantasie ganz schön angeheizt.

Der Neue ließ sich völlig problemlos in ihre heiße, feuchte Muschi schieben und sie war erfreut, wie gut er sich in ihr anfühlte. Er füllte sie schön aus, war nicht so ein Prügel wie Paul, aber er erzeugte auch den anregenden Druck, den sie brauchte, um auf Touren zu kommen. Sie vergaß einen Moment, wo sie war, und dass sie ja nur kurz mal probieren wollte. Ihre Lust war größer als ihre Vorsicht. Der Neue wurde heftig hin und her geschoben, tief hinein gestoßen und wieder ganz heraus gezogen. Es ging auch ohne batteriebetriebene Stoßautomatik gut, und Nicole wurde bald von ihrer Lust gepackt. Sie konnte nicht eher aufhören, bis sie durch einen nassen und intensiven Orgasmus befreit wurde. Zum Glück hatte sie sich trotzdem noch so weit im Griff, dass sie ihren Drang, laut zu stöhnen unterdrücken konnte. Sie musste noch ein paar Momente warten, bevor sie wieder an ihren Arbeitsplatz zurück ging, denn ein Blick in den Spiegel zeigte ihr deutliche Spuren der soeben erlebten Lust in ihrem Gesicht.

Den Neuen in ihrem BH verstaut – was für ein geiles Gefühl! – kehrte sie etwas später an ihren Schreibtisch zurück. Der Platz in ihrer Handtasche würde von nun an für den Neuen reserviert bleiben.

Seitensprung

Mit gemischten Gefühlen fuhr er nun schon eine Stunde lang auf der Autobahn seinem Ziel entgegen. Zum ersten Mal in seinem Leben hatte er vor, eine wildfremde Frau zu treffen, um mit ihr Sex zu haben. Er hatte sie in einem virtuellen Chatroom für Singles kennen gelernt, obwohl er gar kein Single war. Seit fast 20 Jahren war er verheiratet und noch nie hatte er einen Seitensprung gewagt. Warum gerade jetzt, das konnte er sich auch nicht erklären, er mochte sich darüber auch keine weiteren Gedanken machen. Die Frau, mit der er sich gleich treffen wollte, war ebenfalls verheiratet. Die Sache war relativ schnell klar gewesen zwischen ihnen. Sie suchten beide keine Liebesgeschichte, er – wie sie – wollte lediglich wieder einmal hemmungslosen, geilen Sex erleben. Ein Abenteuer, das wieder fit für den Alltag macht. Einmal ausbrechen aus dem Eheleben, was Verrücktes tun, sich ausleben, und dann wieder heimkehren in die Seriosität.

Es prickelte gewaltig zwischen den beiden, als sie sich einige Male zum Chatten getroffen hatten. Die Bilder, die sie ausgetauscht hatten, zeigten sie in unverfänglichen Alltagssituationen. Sympathisch sah sie darauf aus, die blonde Frau Mitte Vierzig, so wie er. Erst als er schon auf der Fahrt zum vereinbarten Treffpunkt war, machte er sich darüber Gedanken, was wohl wäre, wenn die Chemie zwischen ihnen nicht stimmen würde. Er nahm sich vor, ihr das dann in klaren aber höflichen Worten zu sagen. Aber seine Gedanken schweiften schnell wieder ab und er dachte an die verlockenden Worte, die sie ihm schrieb: ich blase gern. Sofort richtete sich sein Penis erwartungsvoll auf, beim Gedanken daran, dass sich in nicht mal einer Stunde geile Lippen über ihn stülpen werden. Ohhh hoffentlich macht sie das auch wirklich, dachte er bei sich, denn das musste er sich eingestehen: darauf war er absolut scharf.

Seine Zweifel, ob er das Richtige tat, und sein schlechtes Gewissen traten immer mehr in den Hintergrund. Geilheit regiert halt doch die Welt, so ist das eben. Beinahe hätte er die Ausfahrt verpasst, so sehr war er von seiner gewaltigen Erektion abgelenkt. Den Treffpunkt hatte er vorgeschlagen, ein anonymes Hotel an der Autobahn schien ihm wie geschaffen. Er erkannte sie sofort. Sie war bereits aus ihrem kleinen Flitzer ausgestiegen und blickte sich suchend um. Ihr verheißungsvolles Lächeln lenkte seine Aufmerksamkeit direkt auf ihren Mund und nun konnte er es fast nicht mehr erwarten, ihr seinen Prügel zwischen ihre Lippen zu schieben und sie blasen zu lassen, bis ihr Hören und Sehen verging. Oder besser gesagt: ihm. Er hatte damit gerechnet, dass sie erst ein wenig Anlaufzeit brauchen würden, um miteinander warm zu werden, aber das war ganz und gar nicht so.

„Gehen wir?", die Art, wie sie ihn bei ihren Worten anschaute, sagte mehr als tausend Worte. Die Formalitäten an der Rezeption waren schnell erledigt und bereits im Aufzug konnte er nicht anders, er zog sie an sich, und küsste sie. Dabei tastete seine Hand ihren Rücken entlang hinunter zu ihrem Po, der sich unter ihrem engen Rock in seiner ganzen prallen Pracht abzeichnete. Sie öffnete beim Küssen ihre weichen vollen Lippen und kam ihm mit ihrer lockenden

Zunge entgegen. Beide wurden sofort von einer Welle des Verlangens gepackt, seine wie ihre Hände gingen auf Entdeckungsreise auf dem Körper des anderen. Sie schafften es gerade noch bis zum Hotelzimmer, traten ein, und ohne weitere Worte begannen sie, sich gegenseitig auszuziehen.

Wie wunderbar unkompliziert Sex doch sein kann, so dachte er noch, doch dann hörte er auf, nachzudenken. Der Zustand seines harten, prallen, aufgerichteten Luststabes verriet ihn sofort und lächelnd nahm sie ihn sich gleich vor.

Sie standen sich gegenüber, seine Hände auf ihren runden wohlgeformten Titten, immer wieder kurze Küsse austauschend. Mit festem Griff holte sie sich seinen Harten. Er hatte einen kurzen Moment mit dem Impuls zu kämpfen, sie umzudrehen, ihren Oberkörper nach vorne zu beugen, und sie sofort auf der Stelle von hinten zu nehmen. Aber er nahm sich zusammen, schließlich wollten sie hier ein bis zwei Stunden geilen Sex erleben. Was hatte er sich nicht alles vorgenommen! Er wollte sie streicheln, mit den Fingern in ihre nasse Muschi eintauchen, ihre Titten kneten, ihren Arsch begutachten. Er wollte sie lecken, bis sie vor Geilheit nicht mehr konnte und ihn anflehte, ihr endlich seinen Schwanz tief hinein zu rammen. Er wollte sie auf sich setzen und ihn reiten lassen, ihre Titten über seinem Gesicht und seine Hände an ihrem Po. Er wollte sie ein bisschen ausruhen lassen, während er seitlich von hinten in sie eindrang und sanft dabei mit den Fingern ihren Kitzler rieb.

Das alles und noch mehr hatte er sich vorgenommen, und nun stand er da und konnte nur noch eines denken: nicht spritzen!!! Wenn dieses kleine geile Luder nicht sofort aufhörte, mit gekonntem Griff seinen Schwanz zu bearbeiten, würde er es nicht mehr aufhalten können. Mit letzter Willenskraft schaffte er es, sich ihr zu entziehen und ihr Lächeln sagte ihm, dass sie genau wusste, was sie angerichtet hatte.

Er legte sie aufs Bett und kam der Aufforderung ihrer weit gespreizten Schenkel nur zu gerne nach. Der Duft, der ihm entgegen strömte, als er sich mit seiner Zunge ihrem großen Kitzler näherte, betörte ihn. Ihr Lustzentrum sprang ihm förmlich entgegen, als er mit der Zungenspitze die Schamlippen entlang fuhr. Sie war mehr als bereit, das merkte er, ihr ging es genauso wie ihm und schon nach wenigen Zungenschlägen stöhnte sie fast gequält auf. Auch sie versuchte, ihre Lust noch ein bisschen unter Kontrolle zu halten, aber es gelang ihr nicht lange. Schon bald wand sie sich hemmungslos unter seiner leckenden Zunge und den saugenden Lippen, sie lief aus, sie flehte um Erlösung und presste ihre Schenkel fest zusammen, so dass sein Kopf sich wie in einem Schraubstock fühlte. Er erhöhte den Druck auf ihren Kitzler und beschloss, ihr den ersten Orgasmus zu schenken. Immer wilder kreiste seine Zunge um ihre Lustperle und am Zittern ihrer Schenkel merkte er, dass ihr Höhepunkt unmittelbar bevorstand. Ihm wurde es schwindlig von ihrem Duft, von ihrer nun ungebremsten Lust, vom Druck ihrer Schenkel, und erlebte ihren Orgasmus beinahe genauso erlösend, wie sie selbst.

Nur ein paar Minuten hatte sie gebraucht, bis sie gekommen war, und sofort war sie wieder bereit. Sie zeigte ihm das, indem sie wieder mit der Hand nach seinem Penis griff, der immer noch aufrecht da stand, in geiler Erwartung und Hoffnung auf ihre Lippen. Sie verstand, beugte sich hinunter und begann ihn so gekonnt zu blasen, dass er nicht anders konnte, als sich diesem irren Gefühl der Lust zu überlassen.

Ihm war es nun egal, ob er noch warten sollte oder nicht, er konnte nicht anders. Sie saugte ihn förmlich aus, und dem Aufruhr in seinen Hoden konnte er nicht mehr widerstehen. Die ganze volle Ladung klatschte ihr ins Gesicht und lief über ihren Hals auf ihre Titten.

„Wann treffen wir uns wieder?", hörte er sie fragen, als er sich ein bisschen erholt hatte. „Bald", gab er zurück und damit war der Grundstein gelegt für viele weitere, unkomplizierte und geile Lusttreffen.

Zu dritt – Teil 1

Die lang ersehnte SMS kam mitten in der Nacht. Es war kurz nach eins, als Conny durch das SMS-Signal wach wurde. Verschlafen tastete sie nach dem Handy und staunte nicht schlecht: Peter! Vier lange Wochen waren seit ihrem letzten Date vergangen, ohne dass er sich gerührt hatte, wie es eigentlich vereinbart war.

Sie hatten sich auf der Geburtstagsparty eines gemeinsamen Freundes kennen gelernt und hatten heftig miteinander geflirtet. Er war wie sie Single, 4 Jahre jünger als sie, und sah einfach umwerfend aus. Seine tiefen Blicke, seine wie zufällig wirkenden Berührungen und der Wein spielten perfekt zusammen, und so war es vorprogrammiert, dass sie sich von ihm nach Hause bringen ließ. Sie nahm ihn mit in ihre Wohnung und sie verbrachten eine heiße Nacht zusammen. Sie war erstaunt, trotz seiner erst 26 Jahre war er ein super Liebhaber, das hatte sie nicht erwartet.

Am nächsten Morgen verabschiedete er sich dann mit einem kurzen „ich meld mich", und weg war er. Das war vor vier Wochen gewesen und seither war Funkstille. Schade eigentlich, fand sie, denn der Sex mit ihm hatte in ihr einen nachhaltigen Eindruck hinterlassen. Eine Wiederholung wäre ganz in ihrem Sinn.

Nun also, nachts um eins, las sie seine SMS: „bin in deiner Nähe, hast du Lust? lg p". Ob sie Lust hätte, fragt er! Na der hat ja Nerven. Jetzt?! Wie sollte sie morgen Früh fit sein, wenn um 6 der Wecker klingelt? Außerdem, und das war das größere Problem, lag im Wohnzimmer ihre Freundin Petra auf dem Sofa und schlief. Sie hatte sich von ihrem Freund getrennt, und war für ein paar Tage bei Conny untergeschlupft, um nicht alleine sein zu müssen. Der Zeitpunkt für eine Wiederholung der geilen Nummer war also nicht ideal. Aber während sie das dachte, war sie schon aus dem Bett gesprungen. Auf dem Weg ins Bad simste sie zurück: „jaaa, klar hab ich Lust, wann kommst du?" Sofort kam die Antwort: „15 min."

Das reicht für eine schnelle Dusche, dachte Conny ... und ... was mach ich mit Petra? Bevor sie diese Frage klären konnte, hörte sie Peter schon klingeln. Im kurzen Hemdchen und knappen String öffnete sie ihm die Tür und wurde sofort von ihm in die Arme genommen. Sie gab ihm zu verstehen, dass er leise sein sollte, und führte ihn in ihr Schlafzimmer. Viel sprachen sie nicht, nur ein kurzes „da bin ich" und „wie geht's dir".

Als sie seine Hände auf ihrer Haut spürte und seine Lippen an ihrem Hals, fühlte sie sich von einer Welle der Lust überschwemmt. Sie tastete sich unter sein Shirt, woraufhin er es schnell über den Kopf zog, genauso schnell landete ihr Hemdchen auf dem Boden. Ihre Finger konnten seinen Gürtel und den Knopf an der Hose nicht schnell genug öffnen, er schob ihre Hände weg und zog seine Hose aus. Den Slip ebenso und so stand er nun nackt vor ihr. Er war gebaut wie ein junger Gott, muskulös, durchtrainiert und braungebrannt. Ihr Blick wanderte tiefer und sie sah genau das, was sie vier Wochen lang entbehrt hatte: groß und hart stand er da, und wartete auf ihre Hände, auf ihre Lippen und auf ihre Möse.

Sie fielen übereinander her, sanken dabei auf das Bett, und als sie spürte, wie seine Finger in sie eindrangen, stöhnte sie vor Lust auf. Jetzt erst fiel ihr Petra wieder ein. Zu spät. Während Peter mit gekonnten Fingerspielen ihre Lust aufs allerhöchste anstachelte, hatte ihre Freundin sich in die offene Tür gestellt und schaute den beiden unverhohlen zu. Conny fing ihren Blick auf, und konnte eine Reaktion gerade noch unterdrücken, als sie sah, wie die stille Beobachterin ihren Zeigefinger mahnend an ihre Lippen hielt ... psst ... o.k., sie verstand. Petra wollte zuschauen und Conny musste sich selbst eingestehen, dass es sie noch geiler machte, den Blickkontakt zu ihrer Freundin zu halten, während Peter mittlerweile an ihren gierigen Schamlippen leckte.

Er war so damit beschäftigt, Conny zum Orgasmus zu lecken, dass er nicht bemerkte, was sich hinter seinem Rücken abspielte. Er konzentrierte sich auf das Stöhnen seiner Gespielin, genoss den Geschmack ihrer saftigen Pflaume und leckte mittlerweile mit etwas mehr Druck immer wieder über ihren zum Platzen geschwollenen Kitzler, während er ihr wieder zwei Finger in die heiße Grotte schob. Conny wand sich unter seiner Behandlung, griff hinunter in seinen Haarschopf und drückte sein Gesicht noch ein bisschen mehr zwischen ihre weit gespreizten Schenkel.

Petra stand noch immer am Türrahmen gelehnt. Mittlerweile hatte sie ihr Nachthemd hochgeschoben und fingerte an sich herum, so sehr erregte sie der Anblick ihrer Freundin, die nun offensichtlich kurz vor ihrem Orgasmus stand, wenn sie ihr heftiges Stöhnen und Keuchen richtig deutete. Sie konzentrierte sich aber auch noch auf etwas anderes. Peter lag etwas seitlich, sodass Petra seinen aufgerichteten, harten Prachtschwanz sehen konnte, der zuckend auf sich aufmerksam machen wollte. Sie konnte auch die Gesäßmuskeln sehen, die Peter immer wieder anspannte, wohl ein Zeichen seiner Anstrengung, seine eigene Lust noch etwas zu beherrschen.

Genau das fiel Petra immer schwerer, aber ohne Connys Einverständnis wollte sie sich nicht einfach zu den beiden gesellen und mitmischen. Als ob Conny ihre Sehnsucht gespürt hätte, tauchte sie kurz aus dem Strudel der Lust auf und nickte ihr kurz zu.

Jetzt gab es für Petra kein Halten mehr. Peter staunte nicht schlecht, als er plötzlich eine Bewegung neben sich wahrnahm und gleich darauf eine Berührung spürte. Er machte sich aber nicht viel Gedanken, woher die nackte Frau auf einmal kam, die sich direkt mit seinem ungeduldigen Freund beschäftigte. Und als er ihn von weichen Lippen umschlossen fühlte, und von einer nassen Zunge geleckt fühlte, hörte er sowieso auf zu denken. Conny lief nun über vor lauter Lust, ihr geiler Saft lief in Strömen aus ihr heraus und Peter bemühte sich nach Kräften, ihren Höhepunkt noch etwas hinauszuzögern.

Dabei hatte er selbst die größte Mühe, seinen eigenen Saft unter Kontrolle zu halten, denn am liebsten hätte er der anderen Frau die ganze Ladung in ihren geilen Mund geschossen. Lange würde er sich nicht beherrschen können, das wusste er. Aber er wollte noch hören, wie Conny um ihren Orgasmus bettelte, bevor er selbst alles aus sich herausspritzen wollte. Er wollte mit ihr noch etwas spielen, ihre Schenkel noch etwas mehr zittern lassen und ihre Schamlippen noch heftiger zucken lassen, bevor er sie erlösen wollte. Aber da hatte er die Rechnung ohne Petra gemacht, denn sie blies ihn dermaßen geil, dass er es nicht verhindern konnte ... unter lautem und langem Stöhnen spritzte er sein Sperma heraus, er konnte ihn gerade noch aus ihrem Mund zurückziehen, sodass die ganze Pracht ihr mitten ins Gesicht spritzte.

Als der größte Aufruhr vorbei war, legte er für einen Moment erschöpft seinen Kopf auf Connys Schenkel, bis ihm klar war, dass er jetzt ein Problem hatte. Zwei rassige, geile und vor allem unbefriedigte Frauen ... wie er das Problem löste, ist im zweiten Teil der Geschichte nachzulesen.

Zu dritt – Teil 2

Wow! Das war vielleicht ein geiles Erlebnis, in das Peter mit Conny und Petra unverhofft hinein geschlittert war. Er wollte ja eigentlich mit seiner Freundin Conny eine heiße Nacht erleben, und gerade, als er voll darauf konzentriert war, ihrer schon überreifen Pflaume mit seiner Zunge den Rest zu geben, wurde er von ihrer Freundin Petra überrascht, die sich fast unbemerkt zu den beiden gesellt hatte. Er war machtlos gewesen gegen seine eigene Natur, als Petra ihn ohne Vorwarnung so gekonnt wie unnachgiebig mit ihrem Mund zum Spritzen gebracht hatte.

Nun lag er da, seinen Kopf immer noch zwischen den weit gespreizten Schenkeln seiner Freundin Conny, die bebend darauf wartete, dass er endlich zu Ende brachte, was er begonnen hatte. Aber er wollte erst einmal sehen, wer ihn vor wenigen Minuten so herrlich geil geblasen hatte.

Von der Unterbrechung schon ziemlich genervt, versuchte Conny sich selbst zu helfen und griff hinunter zu ihrem schon zum Platzen angeschwollenen Lustzentrum. Ihre eigenen Berührungen brachten ihre Gefühle erneut zum Brodeln und sie bekam nur am Rande mit, wie sich Peter von ihr löste und sich nun ihrer gemeinsamen Gespielin zuwandte. Petra hatte volle Brüste mit großen Nippeln, die sich herausfordernd und erwartungsvoll aufgestellt hatten und Peter dazu verführten, sie mit den Lippen zu umschließen und daran hingebungsvoll zu saugen und zu knabbern. Er konnte sich dadurch etwas von seinem Orgasmus erholen und Zeit gewinnen, dachte er. Falsch gedacht! Denn als er das ekstatische Stöhnen seiner Freundin hörte, die sich gerade in ihrem erlösenden selbstgemachten Orgasmus wand, war sein Interesse sofort wieder da.

Er ließ kurz von Petras herrlichen Brüsten ab, um Conny in seinen Armen halten zu können, sobald sie von ihrem Höhenflug wieder auf die Erde zurückkommen würde. Er küsste sie innig und genoss ihren Zustand der völligen Entspannung, bis sie die Augen öffnete und er merkte, dass sie ihre Umgebung wieder wahrnahm. Die so entstandene Pause könnte man für eine Zigarette nutzen, dachte er bei sich und als er aus dem Flur zurück kam, wo er seine Jacke mit den Zigaretten hatte hängen lassen, fand er beide Frauen zusammen gekuschelt auf dem Bett liegen.

Er lehnte sich an den Türrahmen, wie vorhin Petra es getan hatte, und beobachtete rauchend seine beiden Mädels. Er hatte noch nie zwei Frauen beobachten können, die es miteinander trieben. Es hatte ihn schon immer brennend interessiert und in seiner Fantasie hatte er sich schon oft vorgestellt, wie sich zwei geile Frauen gegenseitig streichelten und mit der Zunge verwöhnten und sich nacheinander zum Höhepunkt brachten. Und jetzt hatte er völlig überraschend die Gelegenheit zur Verwirklichung seiner Träume. Jetzt wollte er alles sehen und hoffte, die Mädels würden mitspielen und ihm das ganze geile Programm zeigen. Er wollte sehen, wie sie sich gegenseitig leckten und rieben, wie sie sich gegenseitig ihre Finger in alle Öffnungen schoben und wie sie ihre Titten aneinander pressten.

In geiler Erwartung hatte sich sein Kamerad schon wieder halb aufgerichtet, aber es passierte erst einmal gar nichts. Die Mädels auf dem Bett lagen einfach nur da, kuschelten und quatschten. Sie schienen ihn völlig vergessen zu haben, das musste er aber schleunigst ändern, wenn er hier noch was erleben wollte. Noch während er überlegte, wie er die beiden zu mehr Action bringen könnte, wurde Petra endlich aktiv. Klar, dachte er, sie hatte noch keinen Orgasmus. Sie muss ganz schön aufgeheizt sein und zeigt mir jetzt, was Geilheit ist, so hoffte er. Conny hatte sich offensichtlich schon erholt, denn sie reagierte sofort auf die streichelnden Hände auf ihrem Körper.

Die beiden Frauen tuschelten miteinander, und aus ihren neckischen Blicken, die an ihn gerichtet waren, erkannte er, dass die zwei genau wussten, was er wollte und erhoffte. Er blieb weiter an der Tür gelehnt stehen, in einigem Abstand zum Bett. Zu weit, um eingreifen zu können, aber nah genug, um alles, wirklich alles sehen zu können. Er konnte sogar erkennen, wie sich Petras Nippel wieder aufstellten und groß wurden, so lockend wie sie vorhin waren, als er daran geleckt und geknabbert hatte. Er konnte auch sehen, wie es zwischen ihren Beinen feucht schimmerte und stellte sich kurz vor, wie sie dort wohl schmecken würde, wenn er … aber er wollte ja passiv bleiben und den stillen Beobachter spielen. Auch wenn ihm das momentan schwer fiel und sein Entschluss gehörig ins Wanken kam, als er sah, wie Petra und Conny begannen, ihre Brüste aneinander zu reiben und sich dabei spielerisch küssten. Ihre Zungen spielten miteinander, während sie sich immer weiter in eine geile Erregung steigerten. Ihm wurde es schon vom Zusehen ganz anders, und er spürte, dass er durchaus wieder einsatzbereit wäre. Dass die Mädels ganz genau wussten, wie sehr sie ihn mit ihrer Show anmachten, erkannte er daran, dass ab und zu eine von ihnen zu ihm herüberschaute. Ihre herausfordernden Blicke sagten alles.

Petra setzte sich nun auf, lehnte sich gegen das Kopfende des Bettes und spreizte ihre schlanken Schenkel so weit, dass Peter ihre ganze pralle Geilheit erkennen konnte. Conny setzte sich neben sie und begann, mit kundigen Fingern die gierige Stelle zwischen den Beinen der Freundin zu reiben. Petra reagierte darauf sofort, sie seufzte und stöhnte, hob ihr Becken und schaute die ganze Zeit zu Peter hin. Wollte sie, dass er zu ihnen rüberkäme und mitmischte? Er war sich unsicher, wartete, und genoss dabei das, was er sah.

Oh jaaaa, das war ja so supergeil, macht weiter so! Als die Aufforderung von Conny kam, „wie lange willst du warten, komm rüber, ich habe sie dir gut vorbereitet", ließ er sich das nicht zwei Mal sagen. Sein Körper war längst wieder voll einsatzbereit, aber trotzdem wollte er erst noch ein paar Momente lang von Conny richtig hart gemacht werden. Er kniete sich zu den beiden aufs Bett und ließ seinen großen und steifen Schaft von Conny bearbeiten, bis die ersten Tröpfchen verrieten, dass er ein zweites Mal abschussbereit war. Damit Petra unter der Unterbrechung nicht leiden musste, übernahm er in dieser Zeit den Job von Conny, und schob ihr den Zeigefinger in die wartende Öffnung. Er wurde sofort von einem Muskelring empfangen, der ihn erahnen ließ, was ihn erwartete.

Er kannte seinen Körper, beim zweiten Mal würde es etwas länger dauern und so konnte er es sich leisten, noch etwas in Connys Behandlung zu bleiben. Aber irgendwann kam der Punkt, wo er nur noch eines wollte: seinen Finger rausziehen und seinen Schwanz hineinschieben. Die heiße Lust, die ihn empfing, haute ihn fast um. Petra würde den letzten Rest aus ihm herausholen, das spürte er, und er verlor bald jegliche Kontrolle über sich und seine Lust.

Als er nach einiger Zeit wieder klar denken konnte, beschloss er, den Kontakt zu diesen beiden geilen Frauen aufrecht zu erhalten. Sie würden sicherlich noch ganz viel Spaß miteinander haben.